U0057337

文經社

文經社

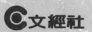

文經文庫 196

醫生也醫死

韋至信 著

文經社
Taiwan

COSMAX
PUBLISHING Co.
Since 1981

文經社徽記

播種者
含淚播種的
必歡呼收割

推薦序1

找回醫者的「初心」

中華民國癌症醫學會理事長　陳博明

欣聞昔日的同事韋至信主任於百忙之中，居然有辦法將多年來的醫療經驗集字成冊，不禁爲他高興不已。

大醫院的職訓，不可否認的有其缺失，太忙、太累是最普遍的抱怨主因，但也因爲是大醫院，病例及教學活動也較齊全，一般年輕醫生接受紮實的職訓後，其應變能力、視病經驗自然著身，自立門戶後鐵定比他人走得更爲順適。

韋主任當時想離開北榮至省新發展，老實說基於惜才的心理，當時我是不太捨得他離開的，但誠如他自己所說，受了上帝的號召，走了現在的路，一切都那麼圓滿，眞是恭喜他。

抗癌之路眞是辛苦，罹患癌症初時之震驚、治療期間的痛苦，緩解後還需爲會不會復發而擔心不已。對病患本人、對病患家屬都應是永無止境的折磨，宗教在此便發揮其最大的力量，撫慰其受創的身心。身爲腫瘤科專科醫生，面對生死問題自然比一般人更爲深刻。

我一直認爲任何人，尤其是醫療人員做事時間一久，常會忘了「初心」，甚至出現職業疲勞症，試想病人生病已經夠苦了，還要成天看醫生護士板著臉，不敢問問題、不敢提意見，毫無溝通管道時，情何以堪？

多年前有一西片敘述一個外科醫生因病住院才深切瞭解病人的痛苦，並發誓找回「初心」，還以此教學生爲誡，我即時訂購該影片，鼓勵同僚們觀看學習，因爲「視病猶親」並不是喊口號而已的，沒有任何人可以扮演上帝的角色。看到本書，相信讀者應可體會到韋主任悲天憫人的事蹟才對。

事實上對於癌症病人，經過這麼多年的經驗傳承、新藥的開發、技術的改良後應該不再是非要把癌細胞趕盡殺絕的治療方式了，我們現在除了希望能治病外，還得注重病人的生活品質，止吐劑、防感染藥，化學劑的種類與十年前相比，更是多了好幾種可以選擇，化療已不再會令病人痛不欲生了，如書中所說，千萬別輕信偏方，誤了治療的最佳時機才是上策。

希望有許多人來看這本書，必能由其中獲得正確的知癌防癌觀念。

推薦序2

專業可以區分，但病人不能分段

台灣安寧緩和醫學學會理事長　賴允亮

讀完【醫生也醫死】的心情故事後，對韋醫師推動安寧療護的熱忱深深感動，更敬佩如此一位大大不同的醫師；他是一位「看病人」的醫師，而不是「看病」的醫師。

韋醫師是安寧緩和醫學的專科醫師，這個新的學科不是從高科技發展出的新學問，反而是將科技運用於人本醫學的新結合。病有不能治癒之時，人終將有死亡的一刻。縱使這是極難走的一條路，醫療責無旁貸要大力緩解因疾病帶來的疼痛及所有不適的症狀，這是相當困難的醫療，因此需要更純熟、老練的醫學知識與經驗。

雖然生命最終都將結束，但不意味人生就會失去希望與平安。安寧療護從業人員有專業的溝通訓練及支持、輔導全家人的理念，從而多方位地與全家人面對苦難，並由經歷苦難而生忍耐與盼望，盼望能導引我們找尋生命的意義，更順服宇宙天命。細讀這書的情結，我們都能找出這學科的三個基本要義：「症狀處理」、「溝通」與「家庭支持」。

論及醫療生態，有心人莫不大嘆醫道式微。從小觀大，不論是醫學生或大醫師，莫不崇尚高強的醫術。探討醫術的內容，最多也只囊括知識、經驗與技巧，這三項功夫是要畢一生之精力去達到的。但是有一項功夫是靠努力讀書及勤練技術還學不會的，這功夫就是「心態」。學習安寧療護的重點就是學習以病人的心爲心，以病人的苦爲苦。這不是「用功」而是「用心」。

因著環境世風的變遷，人心相當讓人膽寒，醫療糾紛更讓醫者紛紛遑然自衛。韋醫師的經驗與心得讓我感受一股清流與勇氣。安寧緩和醫學的目標正是這種精神。訓練安寧緩和醫學專科醫師課程的三大要項包括「知識」、「技巧」與「心態」；本書故事的裏面均找得出如此醫者的背影。

疾病的照顧是延續性的。韋醫師寫出的故事裏，主角們用淚用情道盡了他們的一生。醫療人員何德何能可以改變人的生命？醫療人員只能藉著醫療盡心、盡意、盡力陪伴病人及家屬走過困境。專業可以區分，但病人不能分段。病人及家屬所需要的就是全程的照護。安寧緩和醫療並不是等候其他的專業人員將病人轉介過來，而是請求原來各有關的專業人員再度進修，在原有的主專科上加上這種「安寧緩和」的專業技能，也就是所謂的「全人、全家、全隊、全程」的次專科，因此這樣的一位主治醫師就能持續性地照顧這位病人。韋醫師就是如此的典型，因此我們可以從故事裏體會到病人生命的苦難、歡笑與盼望。

我深受這些故事的感動，我期待台灣的病者能如此幸運，台灣的醫者能如此用心。

《前言》事就這樣成了

二〇〇一年八月二十八日中午，我帶著便當回到辦公室，正準備吃午餐時，看到電話答錄機上的紅燈一閃一閃的，於是隨手按下了播音鍵。

留言者自稱是台北文經社的編輯，希望我能與他連絡。雖然心中有點疑惑，因爲我並不認識這個人，但還是禮貌性地用手機回了電話。

電話那頭是一位姓管的先生，他說自己的小姨子罹患肺炎，送到署立新竹醫院就醫，因爲內科的其他病房全部滿床，所以被安排住進七樓的腫瘤及安寧病房。

在探病期間，他讀到佈告欄上一些家屬的來函，以及我自己所寫有關癌症的幾篇文章，深受感動，因此探詢我是否有可能將相關的文章集結成書，希望能對許多的癌症病患及家屬有所幫助。

他的來電深深地觸動了我，長久以來我一直有件未完成的事，因爲在照顧癌症病患的過程中，我的確看到許多用生命所寫成的精彩故事。雖然當時印象深刻，但除了少數個案之外，其餘的都隨著時間流逝而逐漸淡薄了。

雖然也曾不斷試圖找一些熱心的媒體工作者，幫忙記錄這些影像和聲音，但總是難以達成。管先生竟然建議我：

「文字才是最適合記錄這些人和這些事的工具，就像聖經中使徒保羅所寫的書信，雖是在二千年前用文字寫成，至今仍在世界各地以不同的文字流傳。一本書的價值高低，不在辭藻的華麗，也無關作者的知名度，而是在於裡面是否有『生命』。你是否要動筆，不妨禱告問問主吧！」

這席話令我非常感動，雖然我知道自己沒有寫作經驗，醫生的工作又是如此忙碌，要推託這個邀稿，可有千百個理由；但這時內心卻有另一個聲音響起，上帝似乎提醒我：

「起來，你只管去。不要再逃避，也不要再請託別人了。記錄這些生命歷程，就是你的工作，也是使命。」

於是，這本書就這樣成了。

目次

Part 3
壓傷的蘆葦

Part 4
愛裡沒有懼怕

Part 5
愛是永不止息

Part 1
在沙漠開江河

看哪，我要做一件新事；
我必在曠野開道路，
在沙漠開江河。

【以賽亞書】四三・19

1. 再見了，台北

台北到新竹的路

一九九五年五月，我開始思考自己未來的道路。

那時我已經在台北榮民總醫院的內科部，完成了三年的內科專科醫師訓練，並順利考取了內科專科醫師；另外也在內科部的腫瘤科，完成了兩年的次專科訓練，正準備參加當年的癌症專科醫師甄試。

就當時的大環境而言，大多數的年輕醫師，莫不希望能在一所大型的醫學中心任職。雖然待遇比不上私人醫院或是自行開業，但是「某某醫學中心主治醫師」，實在是相當好聽的頭銜，講出去會讓自己的父母親覺得很有面子、很光彩。

另一方面，在醫學中心工作，不僅有出國進修的機會，還能繼續做研究，定期發表醫學論文；更重要的是一般的病患及家屬，在面對醫學中心的醫師時，態度上總是會恭敬有加、不敢造次，巴不得能得到大醫師多一點關愛的眼神，以致可以藥到病除。

大醫師VS.小病人

可以想像這段場景，一位在醫學中心擔任要職的大醫師，身上穿著白色的長袍，帶著一群人浩浩蕩蕩地巡查病房，裡面有科內的臨床研究員、住院總醫師、各級住院醫師、實習醫師、見習醫師以及病房內的護理人員。

一開始住院總醫師會點名負責該床位的實習醫師或住院醫師報告病情，然後這位大醫師伸出雙手、戴上聽診器，在病患的身上摸一摸、敲一敲、聽一聽，接著便很有條理地分析病情，列出各種可能的鑑別診斷，接著再問幾個年輕醫師一定答不出來的問題，他們的愚拙正好可以襯托出大醫師的英明睿智。

最後，大醫師才在眾人焦急的眼光注視下，緩緩地說出正確的答案；這時，只見個個實習醫師和見習醫師都拿著小筆記本，用力地記下大醫師剛才所說過的話，深怕遺漏掉任何重要的片段。

在查房的過程中，醫師間的對話用的都是專業、深奧、難懂的醫學英文，病患和家屬基本上是完全聽不懂，因此也就更加敬畏這位大醫師了。大醫師說應該往東走，病患和家屬絕不敢向西邊踏一步。

當大醫師的名氣愈來愈響亮時，門診的病患當然也會愈來愈多，此時限制掛號名額便成了理所當然的事。

奇怪的是，愈是限號，病患和家屬就愈是想要看這位大醫師，因此有人透過關係，請該院內部的工作人員提前掛號，有人一大早五、六點就到掛號的窗口前排隊，有人則是拜託醫界的朋友寫一張轉診單或介紹信，然後拿到門診的診療室裏，請這位大醫師在掛號單上蓋個章，表示同意加號。

當拿到那張好不容易才得來的加掛單時，病患和家屬眞是千拜萬謝，彷彿是看見了聖旨，好像一身的重病，立刻可以痊癒了。

經過了冗長的等待，終於進到診間見到了大醫師，正準備用千言萬語，把整個生病的過程講給醫師聽時，一不小心看到診間外還有許多表情焦急、面容憂淒的病患和家屬，深怕擔誤大醫師太多的時間，只好三言兩語地說明了來意。

大醫師略加思考了幾秒鐘，然後開出一堆藥單和檢查單，交待病人做完檢查後下週再回診，此時只見負責診間的護士小姐已經在叫下一個病人了，只好拿著一堆單子匆匆地離開，這時候才發現，好像最重要的問題忘了跟大醫師報告，但是礙於大醫師的名號以及一張得來不易的加掛單，心中愈來愈大的問號，硬是被活生生地壓扁了。

照顧祂的羊

說眞的，當這樣的大醫師，實在是許多年輕醫師的最高理想。醫學院讀了七年，忍耐地度過了一年角色尷尬、被人呼來喚去的實習醫師歲月，下部隊當了兩年的衛生排長，再加上三天兩頭值班、犧牲休假讀書寫報告的五年專科及次專科的訓練生涯，總共花了十幾年的時間，爲的不就是成爲一位這樣的「大」醫師嗎？

況且我的家就住在天母，離榮總的車程不到五分鐘，所以我實在有充分的理由，繼續完成原先的理想。再加上當時我的老闆——腫瘤科的陳博明主任也有意提拔，指示我要儘量達成醫院內有關升任主治醫師的各項條件，包括要有幾篇論文能刊登在國外知名的醫學期刊。

說眞的，連這點最難的條件我也達成了，當時已經有三篇論文被外國的期刊編輯接受，正準備刊登。我心中想著，多年的努力與付出的代價，總算要開花結果了。

但就在這個時刻，有一位在一九九四年離開榮總，到當時的省立新竹醫院擔任放射腫瘤科主任的朋友來找我，說「省新」剛剛建好了一處癌症治療中心，也添購了相關的設備，但是還找不到癌症專科醫師來負責，問我願不願意離開台北到新竹去。

當時我心想，新竹我沒認識半個人，況且我的家在台北，再加上我的理想即將達成，實在沒有任何轉換跑道的理由，因此並沒有認眞地加以考慮。沒想到有一天在閱讀聖經時，正好讀到【馬太福音】第九章35-36節：

「耶穌走遍各城各鄉，在會堂裏教訓人，宣講天國的福音，又醫治各樣的病症。他看見許多的人，就憐憫他們；因為他們困苦流離，如同羊沒有牧人一般。」

這時心中突然有一個聲音，問我願不願意離開台北到新竹，去照顧那些「困苦流離」的癌症病患？

誰使我勝過別人呢？

聽到這樣的問話，令我非常吃驚，因爲台灣當時的癌症專科醫師數目很少，每年完成專科醫師訓練的人數，也都只是個位數。

就以當時台北榮總的腫瘤科爲例，已經有三年沒有任何一位住院醫師願意接受訓練，所以幾乎全台灣合格的癌症專科醫師，都是集中在大型醫學中心，或是北、中、南都會區的醫院。爲數眾多的省立醫療院所中，沒有任何一位癌症專科醫師，其他的中、小型醫院就更不必說了。

這是上帝對我第一次的呼召，我找了許多堂而皇之的理由拒絕了。沒想到幾天之後，我再度拿起聖經，讀到【哥林多前書】第四章第7節，耶穌的門徒「保羅」寫到：

「誰使你勝過別人呢？難道你所有的不都是上帝所賜的嗎？那麼，為什麼自誇，好像你所有的並不是上帝的恩賜呢？」

上帝拿這段話來質問我，我仔細一想，對呀！所有一切我能自誇、驕傲的事物，包括聰明的頭腦、流利的口才、能聽的雙耳、能看的雙眼、健全的四肢以及生長的家庭，這些都不是我能決定的，這些條件只要少了一樣，例如缺腿、瞎眼、耳聾、智商五十，或是生在破碎、苦難的家庭，那麼我不僅無法成爲一位醫生，甚至於會變成如何也很難想像。上帝對我說：

「我把這一切都無條件地給你了，難道你不願意為我所用，到我所指示的地點，去幫助那些困苦流離的癌症病患嗎？」

這一次，我眞的服氣了，因爲再也找不出更有理的藉口，拒絕上帝的呼召，我開始很認眞地思考轉換跑道的事。

我也是這麼想！

一九九五年六月的某個星期三中午，我看完了當天早上的門診，還來不及吃中飯，就匆匆開了車，由重慶北路交流道上了高速公路，因爲當天下午兩點，是我和省新王院長約定的面談時間。

沒想到一上高速公路，就遇到嚴重的塞車，整條路像個大停車場，實在是出人意料，因爲當時既非假日，也不是上下班尖峰時段，怎麼會塞車呢？時間一分一秒地過去，心裡愈來愈著急，於是只好在心中禱告：

「主啊！如果祢不要我去新竹服務，就把這場面談搞砸吧！但如果去新竹服務，眞的是祢的旨意，那麼就讓我能及時趕到吧！」

禱告完沒多久，車子到了五股交流道附近，突然前面的車陣消失了，我趕緊加足油門，一路順暢地到達「省新」，當時的時間是中午一點四十五分。

停好了車，我先到放射腫瘤科找陳培勳主任，因爲和長官會面，有個人引見總是比較不緊張。沒想到一踏入辦公室，陳主任見到我劈頭就問：

「你怎麼來新竹了？」

「院長約了我今天要面談呀！」

「我知道呀，但是院長今天臨時被請到省議會備詢，所以早上我特別交代助理，一定要趕快通知你，免得白跑一趟。」

站在旁邊的助理也接著說：

「早上我打了好幾通電話到台北榮總，也撥了幾次你的呼叫器，但是都連絡不上。」我說：「一大早我就在醫院，在腫瘤科門診時，呼叫器也一直開著呀！怎麼會找不到我呢？」

當時我心想怎麼會這麼倒楣呢？中午沒吃飯，又塞了車來到新竹，結果竟然是撲了一場空，唉！失望之餘，我隨口跟陳主任說：

「算了，請你幫忙撥個電話到院長室，如果真不在，我就回台北了」。

陳主任接受了我的請託，撥了電話，結果沒想到院長的秘書說，議會的質詢臨時改期，因此院長正等著接見我，要陳主任和我立刻上去。

當天的會談不到十分鐘，王院長看了我的履歷，只說在竹苗地區從事癌症醫學，就像是在沙漠中開墾，一切都要從頭做起，我回答說：

「我也是這麼想！」

就這麼簡單地結束了會談，沒有提到待遇半個字。王院長寫了一張紙條交代秘書，開始辦理公務人員調換職務的相關事宜。

七、八十還是二、三分

七月中旬，由「省新」發出的商調公文，經由當時的省衛生處、行政院退輔會來到台北榮總的人事部門，然後被送到腫瘤科陳博明主任的桌上。有天晨會結束後，陳主任要我立刻到他的辦公室。

主任手上拿著商調的文件，詢問我爲何不接受他的安排，走一條平穩又有前途的路，卻想要離開台北，到完全沒有癌症醫學基礎的新竹去？我考慮了一下，並沒有把上面這段心路歷程告訴他，只說：

「如果我留在科內努力工作，大概可以使腫瘤科增加二到三分，由原先的九十分變成九十二或九十三分；但是如果我到新竹去，相信只要肯吃苦，再加上這幾年在科內所學到的各種本事，要做到七、八十分應該不難，其絕對效益是七、八十分，而不是只有二、三分。」

陳主任聽了這番話，也想不出什麼反駁的理由，因此叫我出去，要我再愼重地考慮。

二個星期之後，人事室來電詢問陳主任，爲何沒有將公文交還，主任再次問我是否有改變心意，我搖搖頭。隔天早晨在護理站，陳主任走過我身邊，把公文放在我面前，留下一句話：

「十二月三十一日，其他不用多說。」

當場我愣了一下，不知道是什麼意思，等我打開公文一看，才知道原來主任堅持要我待到年底，不准提前離開。明白了老闆的心意，我也沒有再說什麼。

一九九五年的十二月底，腫瘤科按往例辦了一年一度的忘年會，順便替我踐行，主任送了我一份禮物，是一隻由生鐵打造而成奔騰狀的黑馬。

我向科內的前輩、同事及後進辭行，感謝他們這幾年來對我的關懷與包容，也告別了在台北榮總五年半的歲月。

2. 醫生，我準備好了

被放棄的病人

一九九六年元月一日，我帶著興奮的心情，到當時的省立新竹醫院報到。在內科助理的協助之下，辦妥了許多煩雜的手續。

當天下午，就有外科醫師要求我接手照顧幾位癌症病人，幾天之後，我手上的病患名單已經超過十位，不過這些病人都是已經病入膏肓的癌末病患；這種情形和我原先要來新竹的理想完全不同。

原本我自己以爲已經學到了許多如何治療癌症的觀念和方法，正準備一展長才，成爲一位抗癌專家；但是看看這些病患，有些人是在醫學中心接受過外科手術、放射治療以及多次化學治療後仍然無效，臨床上已經沒有辦法可想，而醫師暗示家屬可以把他帶回去的病人，名義上是說帶回去就近照顧，其實是被醫生宣佈放棄，正在等待死亡。

另外一群則是有些原本治療效果良好的癌症患者，因爲一再的拖延、吃偏方，等到奄奄一息時，家屬才把他送到醫院來；甚至還有些社會階層很低、沒讀過書也沒錢的病人，根本不知道自己有看病的權利，直到快死前才被送到急診室，這時候醫生又能怎麼辦呢？

沒人敢看顧的羊

坦白說，這類病人根本沒有醫護人員願意照顧。

原因很簡單，照顧這些病人毫無成就感，因爲這些病患沒多久就都死掉了，沒有醫護人員願意老是扮演對抗疾病失敗的角色。

另外這些末期病人的問題也特別多，疼痛、吃不下東西、小便失禁、大便解不出來、呼吸困難、腸道阻塞、半身癱瘓、多處褥瘡、腫瘤潰爛等等煩不勝煩的問題，不但很難處理，一般醫護人員也不喜歡處理這些事。

舉個例子來說，有誰喜歡戴手套伸進長期臥床病人的肛門，爲他們解決排便困難的問題？而偏偏這個問題又是癌末病患常見的症狀，就算是把這些複雜的問題都處理好了，病人還是很快就死掉了，這工作有什麼價值呢？

最後，在面對死亡時，總有許多複雜的問題與情緒要處理，因爲大家都怕死呀！光是決定要不要讓病患本人知道詳細的病情，就會惹出一堆麻煩。有些說要，有些堅持不要，醫護人員夾在中間很難爲。

有些家屬平時疏於照顧年邁的雙親，一旦得知他們罹患癌症這樣的重病，心中浮現強烈的罪惡感，因此就會語帶威脅，不斷要求醫護人員做這做那，表現的好像該列入第二十五孝，藉以去除一些罪惡感。

有些家屬旅居海外多年，雖然想要回來探望罹患癌症的親人，但又擔心請假太久會影響工作或學業，因此不斷透過其他在台灣的親戚向醫護人員詢問，究竟病人還可以活多久，此時身爲醫護人員該怎麼辦？如果估計的日期比病人實際存活的日子長，一些遠在國外的家屬，可能會好整以暇慢慢地辦理回國手續，結果在病人過世前未能回來見他一面，家屬因此會怪罪醫生；若估計的日期比病人實際存活的日子短，遠道的家屬急急忙忙趕回來，才發現病人沒有立刻去世，因此開始擔心滯留太久假期不夠用，家屬還是會怪罪醫生。

至於病患臨終時，究竟要不要進行急救，又是另外一個大麻煩！有些家屬認爲不進行急救措施，就好像是沒有拼盡全力來救治親人，實在是不孝；有些家屬則是認爲急救時的插管、電擊會讓病人痛苦不堪，實在是殘忍；醫護人員夾在家屬的矛盾情緒之下，動輒得咎。

這時候，我突然想起上帝對我第一次呼召時所用的話：

「他們困苦流離，就像羊沒有牧人照顧一樣。」

我實在很想對上帝爭辯說：

「這種慘況比困苦流離還更嚴重吧！」

只要白飯和開水

坦白地說，這些病人就像是垃圾一樣，沒人願意收留，當然醫護人員表面上不會用這樣的形容詞，但是心中的感覺，大概也就是如此。

這種情形，實在是和我原先所在的醫學中心有天壤之別；在那裡，病患的教育水準和經濟條件都比較好，可以聽懂醫師精闢的病情分析，可以配合做各種治療，而且病程通常是在早期或中期，因此醫師可以選擇的方法很多，甚至於還可以加入各種正在進行的臨床實驗計劃。反正醫師在病人和家屬面前，總可以拿出某些抗癌方法，不會有江郎才盡或束手無策的困窘。

當然，也有病人過了一段時間之後就沒有消息了，也有些家屬接受了醫師的暗示之後，將病人帶回家了。這些人究竟是如何走完人生最後的一段路？

醫學中心的醫師，包括我在內，根本不會很在乎，因爲有川流不息的病患正排隊等著住院，預備要接受各種最先進的抗癌療法。大醫師要看門診、分析病情、做治療計劃、閱讀最新的癌症期刊、撰寫研究計畫、蒐集病患的資料以便做爲論文的材料、在實驗室裏觀察細胞生長的情形、研究那一段基因和癌症有關、在醫學會發表演講、指導年輕的醫生、到國外發表醫學論文……所有的時間都被佔滿了，當然不會有心思去想到這些癌末病患，究竟是如何面對死亡的？

面對這種完全不同的情勢，坦白說，心態上實在是不容易轉換過來。這些癌末病患要的不是癌症得醫治，也不是生命能延長多少，他們要的只是能少點痛苦地走向死亡。

這樣的場景，就好像是一位技藝高超的廚師，能做一桌滿漢全席，但是顧客卻指明要點一碗白米飯和一杯白開水。

當時的我做了一個決定，決定要依照上帝的計畫，改變自己的心態，來回應這些癌末病患的需求。

真有必要這麼「痛」嗎？

雖然心中做了決定，但是現實的環境裏卻是困難重重。

舉癌症的疼痛控制爲例，當我爲患有嚴重疼痛的癌末病患，注射強效的止痛劑「嗎啡」時，病人的家屬跑到護理站來找我理論，認爲我是在幫病患施打毒品，當場要求我更改醫囑。

病患本人擔心止痛藥打久了，以後就會沒效，因此堅持要忍耐疼痛。

護士們不相信癌末病患眞的會那麼痛，因此不願意執行醫師所開立「必要時可以再追加一劑」的醫囑。

藥劑科的人員質問我，爲什麼醫院最近的嗎啡用量大增，是不是有什麼不當的用途。麻醉藥品經理處來函調查，表示醫院止痛藥的採購量，已經超過其他的區域級醫院，因此暫時不准再買。

値班醫師根本不願意使用「嗎啡」這種名字令人不悅的藥物，幫助病人緩解疼痛，卻寧可使用止痛效果普通，但是有高度成癮性的 Demerol。

這些多而又多的錯誤觀念，大大地阻礙了癌末病患所應該得到的疼痛控制。

爲了這個問題，我自己主動舉辦了幾場全院性的演講，邀請醫護人員以及藥劑科的同仁參加；印製了「癌症疼痛控制指導須知」，將癌症疼痛控制的正確觀念，用一般人可以看得懂的文字表達出來。

接著我行文麻醉藥品經理處，告訴他們因爲新竹醫院有了一位癌症專科醫師，癌症病患愈來愈多，所以止痛藥的消耗量當然也比較大；另外我也積極引進其他形式的止痛劑，以便能更靈活地運用來幫助病人。

總算是睡著了

那時有一位中年男性病患，是醫院裡一名女工友的遠房親戚，可能是智力有點障礙，再加上沒有謀生能力，罹患了肝癌卻一直沒有就醫。

有一天，這位阿嫂來到我的診間，問我能不能看看她這位親戚，我同意了。還記得那是星期三早上十一點三十分，一位身材瘦小、全身發黃、腹部鼓脹的男病人，我請他躺在診療床上，以便為他做身體檢查。

他的右上腹部有明顯的硬塊，皮膚表面有浮起的靜脈側枝循環。我看了一下他呈深黃色的雙眼，突然發現他的下嘴唇有一排血痕，和牙齒的排列很類似。

我問他是不是因為痛得受不了，所以才用力咬嘴唇來克制，他輕輕地點點頭。

我立即替他安排病床，並且打電話給病房的護士，告訴他們只要這位病患一到病房，不用忙著問病史、量身高體重或做身體評估，只要確認病患的身份，就給他一劑強力的止痛藥，希望能早一秒鐘減輕其疼痛。

十二點三十分我看完了門診，上到病房去看這個病人，發現他已經躺在病床上睡著了，旁邊有一個家屬，他是病患的弟弟，主動告訴我說：

「哥哥因爲肚子很痛，已經有兩個星期不能睡覺，現在總算是睡著了。」

兩天之後，這個病人就過世了。雖然他沒有醒過來，並向大家說一聲「謝謝」，但是這個個案卻給了我們醫護團隊很大的震撼與啓示。

一樣時間，兩樣心情

由於每個醫療科的病房都會接觸到癌症病人，我覺得只在內科裡面宣導如何照顧癌症病人是不夠的。

就在這時候，護理科李綉彩主任借給我一套【如何照顧癌末病人】的教學錄影帶，一共有三十六集。我花了許多時間看過一次，決定使用這套教材再搭配病房內活生生的案例，舉辦一系列的教育演講。

從一九九六年十一月起，我利用中午休息時段的一個半小時，借用醫院的多媒體講堂開課。記得當時爲了吸引更多的護理人員前來聽課，我自掏腰包買便當，凡是來聽課的都可以吃免費的便當。

感謝上帝，實施了一週之後，院內的護理同仁都很擁躍參加，也有學校老師帶著實習學生來聽課，平均每一場的人數都有七、八十人，因此我的便當錢就省下來了。這樣的課總共開了三十九堂，一直到一九九七年的四月才結束。

其實知識的教導並不難，最困難的是態度的改變。

一位護士可以戴上口罩，面無表情地走進病房，更換完點滴瓶之後，頭也不回地就走了。

同樣的，她也可以走進病房時，臉上帶著微笑，和病人打聲招呼，在更換點滴瓶的同時，問一下病人昨晚睡得好不好、早餐吃些什麼？

兩種做法所花費的時間一樣，但是給病人的感受卻大不相同。

或許有人認爲這樣的事，用制度來規範就可以了，規定醫護人員每一天要對病患微笑幾次，說幾句話，如果沒有達到標準，就扣薪水，其實這是萬萬行不通的。

如果醫院規定醫師每天要查房兩次，每次都至少要有五分鐘，那麼是不是病患一天當中出了第三次狀況時，醫師就可以不去看他了呢？爲了要達到五分鐘的要求，醫師沉默地站在病床前，雙眼注視著手錶，五分鐘一到立刻走人，這樣就解決問題了嗎？

如果醫院規定護理人員每天要對病患微笑五次、說十句話，那麼是不是笑完五次、說完十句話之後，她們就可以板起臉孔、沉默不語地面對病人呢？

更麻煩的是，如果用心對待病患的醫護人員，和隨隨便便對待病人的醫護人員所領的薪水一樣多，那麼我們又如何能要求他們能放下身段、捨棄自己的喜、怒、哀、樂來服侍那些來日無多的癌末病人呢？這中間一定要有比金錢更重要、更值得追求的理想，才能達成這個目標。

就在這個時候，上帝將一位特別的病人帶到我們病房。

不怕「死」的醫療團隊

這位患者姓楊，大約六十出頭，罹患了罕見的外陰癌已有一段時間。由於病灶長在女人最私密的部位，因此她始終不敢就醫，一直拖到家人發現她身上有惡臭，才強迫她就醫。

當天早上她先掛婦產科，婦科醫師看了一眼她的患處，就跟家屬說幫不上忙，要她另請高明。

楊女士被送到急診室的某個角落，由於家屬當中有人認識院內負責供應室的護理長，因此便請她出面拜託我，能到急診室看她。

同樣是星期三中午十二點三十分，我結束了門診，走到急診室看她。聽完楊女士對病情的陳述之後，我表示要看一下患部，她立刻拒絕，但是我堅持必須知道病灶的狀況，才能擬定治療計畫。

楊女士才不好意思地褪下了褲子，映入我眼前的是一個直徑大約有十五公分、外表呈菜花狀的紅色腫塊，佔滿了整個外陰部，上面佈滿黑、黃色的壞死組織，屍臭般的異味撲鼻而來。

我向急診室借了換藥車，沒有戴口罩，也沒有戴手套，花了三十分鐘幫她清洗傷口，大約除去了一半的臭味，才安排她住進病房；因爲我知道如果沒有這麼做，病房的護理同仁一接到這樣的病患，大概會因爲不知道如何處理，再加上受不了惡臭而排斥她，隔壁床的病患及家屬也無法接納這樣的病人。這種異樣眼光所帶來的傷害，恐怕要比癌症引起的疼痛更加傷人。

隔天早上和下午，我都親自推著換藥車爲楊女士換藥，順便也教導護士如何照顧此類有惡臭的傷口。

過了幾天，護士們體諒我還有許多病人要照顧，怕我爲她換藥花去太多時間，因此主動表示，她們願意接手處理楊女士的傷口。

傷口處理的同時，我也安排了放射線照射，治療效果良好。幾個星期之後，楊女士順利出院了。經過了這一段長期的教育訓練，再加上病房內有許多實際的個案照顧，感謝上帝，我們終於逐漸建立了一支不再將癌末病患當成「不受歡迎人物」的醫療團隊。

平常心面對死亡

經過了一年多的實際操練，整個團隊已經逐漸地熟悉如何處理癌末病患身體上的種種症狀，原來以爲這樣已經相當了不起，沒想到這時候病房內，住進了一位不到二十歲的高姓女病患。

她罹患了長在骨盆處罕見的惡性軟骨細胞肉瘤，在某個醫學中心接受了大腿截肢及半邊骨盆切除，但不幸地癌細胞轉移到腰椎，造成下半身癱瘓及嚴重褥瘡。

雖然我能控制她的疼痛，並且能使褥瘡的傷口長回來，但是要如何告訴一個二十歲不到的人即將面臨死亡？又要如何協助她渡過剩下的每一天呢？

這個問題實在是太困難了，連我也不知道該如何做才好。

另外我也收治了一位四十多歲的胃癌末期女性，經過了一段時間的照顧，她的病情持續惡化；在一個星期六的早晨查房時，她用手勢表達有話要說，於是我將耳朵貼近她的嘴唇，她小小聲地說：

「韋醫生，謝謝你，我已經準備好了。」

三個小時之後，她就過世了。

她最後說的這幾個字，給了我極大的震撼，原來一個人在面對死亡時，是有可能做準備的，而且可能完全沒有慌張，這是我第一次親眼目睹，人是有可能以平常心來面對死亡。

雖然當時我並不清楚，究竟是什麼力量讓她有能力去面對，但是我一直忘不了她所給的啓示。

3.實現的「空中花園」

不一樣的安寧病房

一九九七年四月，這一連串的課程總算是結束了，我也打算好好休息一下，沒想到內科助理拿了一份公文要我表示意見。

公文內容是當年的省議員向省衛生處質詢，想要了解省屬醫療機構，是否有配合社會的需要而設立「安寧病房」，因此省衛生處行文各省屬醫療單位要求推動此一理念。

我的長官問我要不要寫個計劃，向省衛生處申請一些經費來設立竹、苗地區首座安寧病房？

我想了一下，很快就拒絕了。

因為當時的我照顧癌症病人的負擔已經太重，院內也沒有其他的腫瘤科醫師能分憂解勞，如果再成立專責的病房，恐怕要累死了。

另外要撰寫計劃書也是一件麻煩的事，可能寫了半天計劃，結果沒被批准，如果通過了，那麼身為公務員又要負責預算的執行，說不定還要因為執行不力而被批評或處分，想想還是算了。

沒想到兩週之後，當時的內科陳清淵主任得知，科學園區內的智邦公司該年度有一公益計劃，希望能對在地的新竹醫院有所幫助，因此他再度約見我，告訴我該公司願意幫忙本院募款來成立安寧病房。

我心想，如果能不透過公務預算而取得一筆經費，成立一處專門照顧癌症病患的病房，也是美事一樁，因此就答應了。

但構想成形之後，接下來便發生了許多從未碰過、也從未想到的問題。

抓我去坐牢好了

首先是尋找病房的設置地點，經由電機室田振球組長的協助，找出已經泛黃的醫院建築藍圖，然後再以舊大樓六樓十一病房的尺寸爲依據，做規劃並估算各項費用。

當時智邦公司負責此一計劃的練炫村小姐，希望醫院能做出一本企劃書，以便能讓眾多園區的廠商能了解本院興建腫瘤及安寧病房的計劃，這對一個學醫的我而言，實在是很大的挑戰，但是爲了能不辜負該公司的熱心，因此我努力地讀了兩本有關「如何撰寫企劃書」的書籍，明白了其中的要點。

另外我也蒐集了許多本院推動安寧照顧的成果，並且由院務會議通過設立安寧病房基金專款專用，再加上建築圖樣的繪製及工作時程的規劃，終於印製成一本內容豐富的募款企劃書，得以向企業界宣導。

經由練炫村小姐的協助，我帶著企劃書向好幾家公司的負責人做簡報，得到了口頭上的支持，隨後透過院方的協助召開記者會，向社會大眾說明，接著印製晚會的邀請卡及海報並廣為分發。

雖然這些過程寫起來只有幾行，但是在當時卻個個是難題，幸虧有許多人鼎力相助才得以完成，特別是院內的助理江映慧、陳文珠及徐淑芳貢獻尤多。除了她們幾位，院內熱心幫忙的同事也有不少。

但麻煩的人也是不少，例如當時有一位一級主管，在晚會舉行的前兩天，就以訓誡的口吻告訴我，這樣的募款是違法的，必須先上簽呈到省衛生處及社會處，通過之後還要向新竹市政府社會局報備。

我聽了差點沒昏倒，因為所有的人、事都敲定了，已經箭在弦上，不得不發，因此我只好回答他：

「如果有問題，記我的過或抓我去坐牢好了。」

死人搶活人地盤

一九九七年七月四日，募款晚會在科學園區管理局的活動中心舉行，在張景年代院長、社服室吳俊雄主任、護理科李綉彩主任及多位護理長、內科全體同仁以及院內許多熱心同事的大力協助之下，順利落幕。

但令人失望的是捐款金額只有五百多萬元，是原先預估的一半，而且在晚會結束之後的捐款催收過程中，竟然有人否認之前的承諾，眞是令人感慨萬分；原先答應捐助五百萬元的新竹東寧宮，也因爲主任委員和信徒之間發生衝突，在更換了主委之後，捐款也就沒下文了。

雖然一時捐款數目不足，但是上帝卻奇妙地透過其他的管道，在半年之內，逐漸地補足了原先計劃中的一千萬元。

當時有一位在新竹地區相當知名的畫家陳素眞，辦了一場個人水彩及油畫的義賣特展，將所得金額全數捐給安寧病房基金，如今想起仍倍感溫馨。

當上述這些承諾落實成實際的捐款之後，我再次上簽呈要求院方確立病房的設置地點。

因爲十一病房內有一處全靜脈營養調配室爲藥劑科所使用，經多次溝通均無法達成搬遷的協議，著實令人相當困擾。當時甚至於有人放話說：

「全靜脈營養調配室是爲了救治許多活人，而安寧病房內的病人都已經是垂死的人，死人別想來和活人搶地盤。」

這時院方正好在重新規劃新大樓的樓層配置，突然有一個來自上帝的靈感閃過腦海中……爲什麼不爭取新大樓呢？

還好當時醫院的營運陷入低潮，各科的佔床率都降低，不適合再擴增病房，因此便在新到任簡聰健院長的支持之下，取得新大樓的使用權。

不再只是個人的事了

新大樓的六、七、八樓都是同樣的病房配置，那麼究竟要選那一層呢？

經過了不斷的禱告，我的心思清明起來，雖然六、七、八樓的配置都一樣，但是如果選擇七樓，外面便是舊大樓六樓的屋頂，說不定還可以加以利用，因此我最後決定向院方要求使用七樓。

但想雖然是這樣想，現實的狀況卻大異其趣。

舊大樓六樓的屋頂是一處雜草叢生、到處有積水、垃圾和煙蒂的屋頂平台，兩個高高隆起的廢棄電梯機房，一大堆橫的、直的、高高低低的管線，幾個體積龐大的冷卻水塔，再加上幾件晾曬的衣褲隨風飄蕩。除了一些克制不住煙癮的人和必須維護水電設施的員工之外，沒有人會想要到這裡來。

由於這個全新的設置地點，與原先的規劃完全不一樣，因此再度透過電機室取得建築藍圖重新設計。

當時位於目前的後現代式紅磚迴廊處，是兩個很龐大的冷卻水塔及其配水管；而目前的文物陳列室，則是一間木造隔間的辦公室，然後才通到舊大樓的屋頂。

我多次請電機室的田振球組長到現場勘察，得知那幾個龐然大物是早已廢棄，而木造隔間的辦公室也不再使用，都是可以拆除的。

再次禱告後，一個全新的構想在我腦中浮現，那就是我要建一座空中花園，不僅腫瘤及安寧病房的癌症病人可以使用，全院其他的住院病患及家屬，也都可以使用，那是多美的一件事呢？

對那些身、心、靈都疲憊的病患及家屬，醫院的一個僻靜角落，可以舒緩壓力、欣賞大自然，不管是推輪椅的，還是癱瘓在床的，冬日來這曬曬太陽，春天來這賞花，夏天夜裡觀賞大新竹的美麗夜景，秋天可以看到稻田收割的景象。尤其是在仲夏的夜晚，若能利用這個場地，邀請個人或團體來開音樂會或演唱會，相信更是一件美事。

遠景雖美好，但想像歸想像，現實的問題還是不易解決，這麼大的一筆錢該從那裡來？一九九八年初，我找了一位從事屋頂防水的工匠來評估，重新做防水處理的費用竟然高達兩百萬元；如果要遷移那些高低橫陳的水管、電管，大概要再花一百萬元，那麼總預算大約只有五百萬的空中花園，怎麼可能肆得起來？

於是我又私下找了新竹市中華大學景觀建築系的老師，一起來參與設計，想要藉此突破困境，但是礙於許多煩瑣的競圖、招標、承包等法令規條，這個空中花園的計劃幾乎完全停擺，成了名副其實的「空中樓閣」。

在失望沮喪中，除了禱告還是禱告，但奇蹟就這樣產生了。因爲簡院長及兩位副座的支持，院方開始將這件事視爲醫院整體的一部份，而不再只是我個人的事，這時候已經是一九九八年底了。

從糞堆中提拔出來

透過總務室龔翠華主任的幫忙，特別商請羅瑞貞專員接下這件原本不屬於她工作範圍的燙手山芋。

熟悉各項營膳、採購流程及相關法令規章的羅專員，爲了避免因爲設計、競圖所帶來的麻煩及時程的延誤，上了多次簽呈，最後終於找到台北某家優良建築師事務所，爲本院重新做規劃。

在經費有限、不破壞屋頂原先的防水層、儘量少敲打陳舊的水泥設施、不遷移各種管線但又要做成無障礙空間的諸多前提之下，高架的原木花園，便成了唯一也是最好的選擇。

經過了許多公文的往返，這座用加州紅木爲材料的原木空中花園，終於在一九九九年六月開始動工，並於十月完成。

當花園還在施工時，幾乎每一位來參觀的院內同仁，都覺得用原木來當花園的材料，實在是很溫暖、很友善、而且很人性化。

在空中花園快要完工時，我在六樓遇見當時的外科鍾元強主任，因此邀請他再走上一層樓，參觀這座花園；鍾主任看了一下遠處的景物，隨口問我爲何會這樣設計，當我正要回答時，突然間心中有一道亮光閃過，我終於明白了一件事，原來上帝從始至終的心意，就是要這樣的一座花園，怎麼說呢？

醫院的這棟建築，早在七〇年代時就已經完成，屋頂上高低、交錯橫陳的各種管道也是早已存在；如果沒有這些管線以及隆起礙眼的電梯機房，屋頂本來應該是平坦的，那麼我一定會毫不考慮地將花園設計成平面狀，就像是一般路旁的小公園。

從另一個角度來看，如果當時我手中有更多的經費，那我也一定會毫不考慮地花個幾百萬，將那些礙眼的管線遷移到角落，然後也是做成平面的樣式。

所以，如果不是建築物本身難解的結構問題，再加上經費的短缺，這座花園鐵定會被我弄成路邊庸俗的公園樣式，想到這裡，我不得不讚嘆上帝那雙奇妙的手。

隨著空中花園的逐漸修建完成，院方也要求我對腫瘤及安寧病房的內部規劃重新設計。

衆人皆以為美的事

在那段期間，我每天幾乎都會由舊大樓的六樓頂，翻過新大樓七樓的窗台，爬進當時還在施工的病房中，我一面走、一面思考究竟要如何規劃、一面向上帝禱告，求祂賜下智慧與靈感，逐漸地各樣公用設施的藍圖一一完成。

我設立了「得勝廳」，可以讓病患和家屬有一個更開闊的空間，同時也可以舉辦各種活動，例如音樂會或聯誼會。取名「得勝」是希望每一個病患的生命都能得勝，勝過死亡所帶來的恐懼。

「快樂窩」，這是一處專門給小孩遊玩的室內遊戲場，目的是讓父母親能帶著孩子來探望生病的長輩，孩子一方面探望長輩，一方面也能玩的高興，比較不會排斥下次再來，如此一來，長輩就能享受到含貽弄孫的親情。取名「快樂」，意思很簡單，就是希望三代同堂，都很快樂。

「得力房」，這是讓家屬能爲生了病、胃口不好的親人準備飯菜的地方。取名「得力」，意思是希望病人吃了家人所精心烹調、加入濃濃愛心的食物之後，能重新得力。

「智慧屋」，這是醫護人員休息、充電的地方，不僅陳列有相關的圖書、影帶，還可以做爲舉辦各種小型演講或研討會的場所。取名「智慧」，意思是希望每一位醫護同仁都能隨時吸收新知、充滿智慧地照顧每一位病人及家屬。

「同心園」，這是一處可以讓醫生和病人或家屬單獨談話的空間，有許多的委曲、傷心、難過、憤怒、失望或誤解，都可以在這裡被宣洩出來。取名「同心」，就是希望病患和家屬都能處理掉那些令人不堪回首的過去，大家彼此同心地往前走，能走多遠，就走多遠。

「平安居」，這是讓臨終的病人能有一處不受干擾的地方，也能讓更多的親人圍繞在病患身邊，用內心的祝福和溫暖的親情，將死亡的恐懼驅散。取名「平安」，是因爲這時候的病人及家屬最需要特別的平安。

「喜樂堂」，這是我們放置百萬級自動升降超音波按摩浴缸的地點，可以讓全身癱瘓或是行動不便的患者，洗一個舒舒服服的澡。取名「喜樂」，是希望他們「洗」了澡之後就會很快「樂」。

「團聚樓」，這是提供陪伴病人家屬一處暫時休息的場所，如果他們住的很遠或是交通不便，都可。取名「團聚」，是希望一家人都能永遠團聚在一起。

「磐石園」，這是我對原本空中花園的命名，希望它根基穩固地立在磐石之上，不怕風吹、日曬、雨淋，永不動搖。

這一座竹、苗地區首創的腫瘤及安寧病房，終於在一九九九年的十二月二十五日正式成立，雖然我並不是在成立了病房之後才開始收治癌症病人，但是能有一個特別的地方來把那些困苦流離、飽經折磨的癌症病人好好地照顧，實在是一件眾人皆以爲美的事。

雖然表面上花了一千萬，有了很多的硬體設備，但其實最重要的是這個團隊中的每一個人，包括護理長陳鳳妹、護理師郭昭君、溫桂燕、林素珍、林雅卿、陳敏芳、林研汝、王姿云、劉美娟、繆淑慧、劉錦燕、呂秀惠、吳彩鳳、潘鳳枝、毛譯萱、饒玉琴、臨床助理鄭如芬、書記王增棻。

如果沒有這群人，再高的理想、再好的理念，都沒有實現的可能。

Part 2
向著標竿直跑

忘記背後，

努力面前的，

向著標竿直跑。

【腓立比書】三· 13 ～ 14

4. 癌症使你的人生變彩色?!

自然中的智慧

【如何克服癌症】、【我的抗癌經歷】、【又見癌症新藥】、【如何預防癌症】、【如何早期發現癌症】、【癌症的最新療法】等等，如果上述這些題目都無法引起您的興趣，那麼以下這篇文章便是爲您寫的。

牛頓先生的頭被掉下來的蘋果砸了一下，原是無妄之災一樁，但是他卻從中發現了宇宙中的萬有引力定律。

在愛迪生先生的眼中，令人驚恐萬分、避之惟恐不及的打雷閃電，卻成爲他發明電燈的靈感來源。

大人物小時候看到了幾隻魚兒，爲了某些目的用力地逆流而上；他並不是替魚兒感到精疲力竭或悲哀萬分，相反地卻從中明白了做人要力爭上游、不畏艱難的哲理。

詩人看到了月亮的陰晴圓缺，並不是覺得月亮變醜了，而是明白了人生中常有的旦夕禍福。

哲學家看到了結實纍纍的稻穗低垂著，並不是覺得稻子怎麼那麼累、細細的腰桿要扛那麼重的包袱，而是明白了做人要謙虛的道理，愈是有學問、有內涵，愈是要謙恭。

文學家看到了色彩鮮豔的毛毛蟲，有一天把自己層層包了起來，一段時日之後化成炫麗奪目、自由飛舞的蝴蝶，並不是覺得毛毛蟲眞是愚笨地做繭自縛，而是明白了生命都有蛻變的可能。

類似的例子實在不勝枚舉，因爲在這個上帝所創造的自然界中，到處都充滿了許多令人驚嘆的智慧，使得歷世歷代的人可以從中得到啓示，進而獲益。

繞了一圈，讓我們再回到癌症的主題吧！

另一隻眼看癌症

癌症已經穩居國人十大死因的首位多年，展望未來，它仍將笑傲江湖。

是不是我們每個人在談論癌症時，就只能色變、就只能無奈、自認倒楣、或是怨天尤人？難道沒有一種智慧可以幫助我們，以另一種全新的眼光來看待癌症嗎？

讀到這裡，你可能會覺得這是痴人說夢話，或是認爲我大概是發瘋了、頭腦不清楚，因爲癌症通常和死亡非常接近，而死亡正是大家最懼怕的啊！

這個世界充滿著許多不公平的事，有人天生聰明、美麗、家境優渥、人見人愛、一帆風順；有人天生愚笨、醜陋、家庭破碎、人見人嫌、命運坎坷。但至少有一件事、也是最重要的一件事是公平的，那就是人人都有一死。

雖然這句話是眞理，但是絕大多數的人只是在理智上承認它，但是在情感、心靈及行爲上卻大大地否定它。

也就是說，每個人都知道當一個人面對死亡時，什麼都帶不走，但是卻要窮一生的時間來求取功名利祿，甚至於要爲下一代留下龐大的財產。雖然明知道自己的下一代在離世之前也帶不走任何有形的東西，但是仍要如此做，甚至於是巧取豪奪、不知羞恥地去做。

這就是在理智上承認人人都有一死，但是在情感、心靈及行爲上卻完全否定它。一個人的身、心、靈在此種錯亂的情境之中，怎麼可能帶來美好的結局呢？

死亡的預備

一位高三的學生，雖然在理智上知道七月是大學聯考的日子，但是在情感及心靈上卻否定它，以至於在行爲上不用功讀書、只知吃喝玩樂，你想他有可能在聯考當天從容自若嗎？若不是嚇得屁滾尿流，就是悔不當初，但是一切都來不及了。

我想每個人都會相信一件事，那就是聯考勝利的滋味，只會留給那些在之前努力預備、充實自己的考生吧！

這個例子並不難理解，問題是聯考失敗了還可以重來，而死亡卻只有一次機會，但是絕大多數人的腦子，在面對這件比聯考不知道要嚴重多少倍的事情上，真不知道是缺少了什麼指令，硬是轉不過來，怪不得古人要說不見黃河心不死，不見棺材不掉淚。

雖然人們無法預測自己的死期，但是我們仍然可以將死亡分成兩大類，一類是不可預期的，另一類是可以預期的。前者是非常常見的，例如車禍、空難、火災、特殊事件（例如美國九一一恐怖自殺事件），以及所有國人十大死因從第一名排起的每一種疾病。

爲什麼要特別提到除了癌症之外的病因呢？因爲心臟病、糖尿病、肺炎、尿毒症、細菌性敗血症、肝硬化等等每一種疾病都可能導致死亡，問題是罹患這些疾病的人，絕大多數會認爲自己應該是幸運的、是不會那麼倒楣的、是有機會的、是值得被送到加護病房接受最先進的醫療並且全身被插滿管子的、是絕對不放棄一絲一毫希望的，因此他們是不會對死亡有所預備的。

可是死亡還是來到了，其結局如何，你不妨自行想像。這類的死因絕對不是小問題，因爲這些林林種種的病因加起來所造成的死亡人數，遠超過令人不悅的癌症數倍，但是卻引不起人的注意。

調正生命的焦距

在可以預期的死因當中，最容易理解的便是癌症了，正因爲癌症會讓你色變，因此每個人在面對癌症時，大腦當中便會多了一個指令，使你不僅在理智上、更是在情感及心靈上都必須要學習面對死亡，以至於你的行爲也會有所調整。

癌症會讓你明白什麼東西是沒有價值、是帶不走的，什麼事物是值得你用全心全意去經營的，你會開始用心地尋找生命的意義、存在的價值以及靈魂的歸宿。

所以當你患了癌症時，只有兩種結局，一種是你的病根治了，而你剩下的人生因著對死亡的認識，有所蛻變，開始懂得感恩、曉得珍惜、認識體諒、明白憐憫，以至於你的生命變得更豐盛。

另一種結局是醫生在經過許多努力之後，仍然無法治好你的癌症，此時你也無需太過氣餒，因爲你仍然有一段時間，可以從容地預備，以至於在死亡來臨時，可以劃下完美的句點。

容我再舉個例子，大多數的人都像是用焦距模糊的單眼相機來面對人生，凡事都不清楚、都朦朦朧朧，當然也看不見終點（雖然死亡可能隨時在身邊）。

癌症就像是一隻神奇的手，將相機的焦距調正了，使你能夠很清楚地看到那個原先就一直存在的終點——死亡，雖然你會覺得不舒服也不習慣（因爲你的眼睛已經太習慣於模糊不清），但是你卻會獲得一項極寶貴的禮物，那就是你開始可以用正確的眼光、清楚的視線來面對人生。

你可以看見造物主的神奇、體驗人生的眞愛、掙脫物質的綑綁、脫離金錢的誘惑、學習饒恕的藝術等，這樣的人生豈不是由模糊變清楚、由黑白變成彩色的！

親愛的讀者，在看完這篇文章之後，或許您不一定會同意我的看法，但是我相信你一定會開始很認眞地思考某些問題，不是嗎？

後記：

第一次將這篇文章付梓時，印刷廠的老闆很直覺地認為作者一定是電腦打錯了，於是便很自動地將標題刪掉了一個字，變成【癌症使你的人生變色】。

是的，一字之差可以使文意完全相反；同樣地，一念之差也可以改變人生的顏色。

5.偏方，追！追！追！

太多太多的「好心人」

生在台灣，如果不幸得了癌症，那還眞是大大的不幸，因爲無可避免地一定要接觸各式樣各樣「好心人」提供的偏方。

這些偏方包括各種宣稱可以抗癌的中藥、靈芝、龜膠、小麥草、馬鈴薯、甲殼精、香灰、中國×號天仙液、×魚軟骨粉、××茶葉、七重塔、各式氣功、斷食療法、××疫苗、尿療法、素食療法、不可公開的祖傳密方等等。

尤其當病人或家屬得知癌症已經無法治癒，變得六神無主時，實在很難不去嘗試這些偏方。

不過，身爲醫師的我，並不認爲癌症病人就應該失去理智，就應該讓人擺佈；因此仍然希望從理性的觀點來看待這個問題。

「偏方」的化妝術

台灣目前每年大約有二萬五千到三萬名癌症患者，在各種治療癌症的方法上（包括手術、放射治療、化學藥物治療等），台灣和美國並無太大差異，但是台灣的癌症治癒率卻非常低，只有百分之二十二至二十五（美國大約百分之五十五）。

其中大部分原因，是國人有延誤就醫的習慣；但更重要的是，百分之四十二的台灣癌症病人，根本就不接受正統治療而尋求偏方。

只要簡單的回頭一想，如果這些另類療法比正統治療更好，那麼台灣的癌症治癒率應該要高於美國，而不該只有目前的百分之二十幾而已。

當這些偏方出現時，它通常會披著下列的外衣，令病人及家屬無法分辨真偽。

第一、眼見為真：

親朋好友會告訴你，說他曾經看過某人用了某種偏方之後，病情很有起色。其實眼見並不一定為真，例如美國很有名的大衛魔術師，在眾目睽睽之下，將巨大的自由女神像變不見了；前些日子的宋×力分身、發光、定身的司法事件，也有許多宣稱親眼目睹的受害者。

目前大家都知道抽煙和肺癌有絕對的關連，但是你也可能看到一位八、九十歲的老煙槍，那麼是否這樣就可以說抽煙對健康有益呢？

要破解這樣的迷障，首先要有機率的觀念，也就是不僅要知道「分子」的大小，更要知道「分母」的大小。

也就是說如果有人告訴你，說他曾經看過某人用了某種偏方之後病情很有起色，那麼聰明的你應該問他，用了該偏方之後不但無效，反而加速病情惡化的人數有多少呢？

請注意，前者就是分子，後者就是分母。

第二、親身經歷：

某個癌症病人（甚至於是具有合格醫師身分的癌症病人），宣稱他自己在用了某種偏方之後病情大為好轉，因此向其他人大力鼓吹。

這樣的見證實在很難令人不去相信，尤其是當他具有某種特殊身分時（例如政府官員、公眾人物、醫護人員、影歌星、大學教授等）。

其實親身經歷也並不一定爲眞，假如有一個人在早上出門時不小心踩到牛糞，之後走了幾步竟然撿到一張千元大鈔，於是他逢人便說踩到牛糞是件好事，因爲他就是踩到牛糞才會撿到錢。中國的成語故事「守株待兔」不也是同樣的意思嗎？

同樣的道理，當今台灣的陳水扁總統絕不能告訴大家以後都要改吃死豬肉，因爲他小時候很窮，只能吃得起死豬肉，但現在卻成爲總統，可見得吃死豬肉可以成爲未來的總統；王永慶先生也絕不能告訴大家以後不要送孩子去上學，因爲他小時候家境不好，只好到米店當學徒，但是現在卻成爲全台灣數一數二的企業家，可見得只要到米店當學徒就可以成爲未來的企業家。畢竟台灣二千三百萬人口當中，只有一位陳水扁，也只有一位王永慶呀！

再舉一個相反的例子，目前的醫學研究已經證實吃檳榔和口腔癌有密切的關聯，但是在前些日子的報紙曾報導，一些靠檳榔維生的人說出他的親身經歷：

「我吃了二十年的檳榔並沒有得口腔癌，可見檳榔不僅無害，而且還有益健康。」

面對此種似是而非的說法，破解之道還是要回到上述機率的問題。也就是說除了特例之外，更應該去了解，用了該偏方之後不但無效，反而加速病情惡化的人數有多少。

這裡有一個小小的結論就是，不可將單一個體的經驗，直接推論到其他爲數眾多的群體。

第三、很有道理：

許多人會告訴你一些聽起來很有道理、也很合理的治療理論；例如不吃食物，用饑餓、斷食將癌細胞餓死；或是服用一些有毒的東西（例如蜈蚣），用以毒攻毒的方式將癌細胞毒死。

這些方式聽起來似乎很合理，但是如果你仔細一想，前者會不會在癌細胞尚未餓死之前，正常細胞就先被餓死了；後者會不會在癌細胞尚未被毒死之前，正常細胞就先被毒死了。

最近有人大力鼓吹使用鯊魚軟骨來治癌，所持的理論是鯊魚不會得癌症。姑且不去看這些藥物裡面，究竟有沒有鯊魚軟骨，其實鯊魚會不會得癌症和鯊魚軟骨能不能治療人類的癌症，根本就是兩回事。

但是還是有些「鐵齒」的業者，辯稱到目前爲止，沒有任何一篇學術報告證實它無效，因此爲了生意，還是要大力推廣。

但只要回頭一想，到目前爲止，同樣也找不到任何一篇學術報告證實沙拉油或食鹽無法抗癌，難道就能反證沙拉油或食鹽可以抗癌嗎？

第四、好心來相報、一番孝心：

善意的出發點，並不一定就會帶來好的結果。

親朋好友非常熱心地提供偏方，一下子吃藥丸、一下子吃藥水、明天到某個鄉下求秘方、後天到中國大陸學氣功，四處奔波勞累，病人被折磨得苦不堪言，不僅沒有好處，反而因爲過度勞累而加速病情的惡化。有位病患曾說：

「我的太太和子女，每天逼我吃各種偏方，我都快成了藥罐子，爲了不忍違逆他們的好意，只好在暗地裡將藥倒掉。」

第五、聽說很「有效」：

親朋好友告訴患者或家屬，某人吃了某種偏方很「有效」，聽到這樣令人躍躍欲試的說法時，首先要思考的就是，到底「有效」是什麼意思？

在癌症醫學的嚴謹定義中，治療有效是指腫瘤的長徑乘以短徑的值比起治療前的值至少縮小了百分之五十以上；如果腫瘤有縮小，但未到達百分之五十，則只能稱爲「穩定」，而不能認爲「有效」。

坊間各式偏方所謂的有效，大多只是憑個人的感覺，覺得精神好一點、胃口好一點、疼痛輕一點等等。這樣的感覺和眞正的有效相差甚遠，況且其中有很大一部份是安慰劑的心理作用。

所謂安慰劑的心理作用並不難理解，例如小孩子跌倒了腳上有一個傷口，不僅疼痛而且還在流血，此時媽媽拿了一顆糖給他吃，並安慰說吃下去就不痛了，小孩吃了糖之後果然沒那麼痛了；這就是安慰劑的心理作用。

爲什麼說是心理作用呢？因爲雖然吃了糖，但是原先的傷口並沒有立刻痊癒。

第六、一切包醫：

各種偏方的主事者，最喜歡治療那些剛得知自己有癌症而身體狀況還不算太差的病人，因爲這時候只要打出「一切包醫」的口號，病人和家屬莫不言聽計從。

等過了一段時間，病人的身體狀況惡化，並且發現錢也被賺走時，當初的主事者就會警告，趕快送去大醫院，否則會有危險；當奄奄一息的患者被送到大醫院後，唯一能做的事就是只剩下「後悔」了。

保持起碼的理智

我在醫院服務，幾乎每隔幾天就會看到同樣的劇情重複上演，只是主角不同罷了。爲什麼這些偏方的主事者，膽敢說出如此不負責任的話呢？

一來是中國人有「報喜不報憂」的習性，吃了虧只好自認倒楣。

二來是這些偏方通常是親朋好友熱心介紹的，如果興師問罪，豈不是得罪了所有的至親好友，想想還是算了吧！

三來是他們吃定病人和家屬已經是六神無主，只好令人擺佈。

因此我還是不厭其煩地再次強調，癌症病人及其家屬仍應該保持起碼的理智，才不會令人擺佈而到頭來後悔莫及。如果你了解了上述有關偏方的迷障，還是決定去試一試時，那麼你將一定會有下列的損失：

第一、金錢上的損失：

如果患者是億萬富翁，那麼金錢上的損失可能不在乎；但億萬富翁畢竟只是少數幾人，絕大多數的病人及其家屬，還是必須量入爲出的。

從醫多年，我看過太多散盡家財、不顧一切只求治病的案例，到最後還是藥石罔醫；死去的人可能不會再有痛苦，但是家屬的生計卻發生困難，甚至於負債累累。

這樣的過程只能在事先預防，它很難在中途踩煞車；因爲當病人和家屬都處在一種不顧一切只求治病的狂熱中時，有誰敢說「我們已經沒有錢來幫你求偏方了」，只好咬著牙、甚至於借錢撐到底，因此這些悲劇才會不斷上演。

第二、健康上的損失：

千萬不要很天眞地認爲，嘗試各式各樣的偏方之後，最壞的後果只是「無效」而已。其實只要簡單的想一想，天下沒有任何一種東西是絕對沒有副作用的，例如水喝多了照樣會有副作用。更何況有許多的偏方會宣稱，如果要將病治好必須將腫瘤的毒素排出，因此不斷地腹瀉便成了病人每天的夢魘。

剛開始時，病人可能會努力去忍耐，因爲必須將腫瘤毒素排出的理論似乎「很有道理」；當有一天你發現自己的體力愈來愈差，而原先的病情卻未改善時，再後悔就已經來不及了。

小心，健康的損失絕不會因後悔而恢復。

第三、心靈及時間的損失：

失去了心靈上的平安，才是偏方帶來的最大損失。

一個人不可能要準備面對死亡，而同時卻又滿心希望自己的病能好起來。最常見的例子就是，病人和家屬將病人臨終之前僅有的一小段寶貴時光，用在四處奔波求偏方上，一心希望有奇蹟出現，全家人的心思全部被各式偏方的動人宣傳所緊緊抓住，一次次嘗試、一次次無效；這樣的場景就像是大家努力地在吹一個氣球，愈吹愈大，然後隨著病情的惡化，最後氣球終告破裂，什麼都沒有了。

病人痛苦地走了，來不及說出他想說的話，來不及做一些他想做的事；家屬這才開始後悔，爲什麼當初要把寶貴的時光，用在四處奔波求偏方上，爲什麼沒有把握時光和病人做坦誠、親蜜的溝通。此時，不管如何後悔都來不及了，成了生死兩遺憾。

不管罹患什麼癌症其實都一樣，因爲人生只有一次，時間是有限的，不能任意揮霍；患者無論貧富貴賤、男女老幼，在四處奔波求偏方和尋求心靈上的平安兩者之間，都很公平地只能選擇其一，也就是說「機會只有一次」。

6. 談癌色不變

「談癌色變」這句話，大家耳熟能詳，可是很少人會去深思爲何談癌會色變。可能有人會說癌症會造成死亡，所以很可怕，所以要色變。

但是如果仔細一想，心肌梗塞、尿毒症、細菌性敗血症、肺炎、腦中風也都可能造成死亡，而且每年這些疾病加起來所造成的死亡人數，必定高過癌症，那麼也應該要色變啊！爲何只有單單談癌色變呢？

其實人們之所以會對某些事物產生恐懼和害怕，最主要的原因就是「不了解」，以及因不了解所帶來一連串錯誤的決定。在癌症病房裡，看遍癌症病人的各種故事，這些眞人眞事若能讓人對癌症有正確的觀念，談癌自然色不變。

機會只有一次

三十歲的A君住在台北，自己不會開車，打算雇一輛車到屏東，於是他走到一家車行，老板很熱心地介紹一位已經有八年開車經驗的司機給他，可是他卻不信任這個司機，於是他去找一位很熟識的親戚來充當司機，可是這個親戚不僅沒開過車，甚至連車子的基本構造也不知道，車門在哪裏，照後鏡在哪裏，連煞車在哪裏，他們一概不知。兩個人勇敢地開上了路，結果……

二十九歲的B女士是一位新婚不久的少婦，有一天無意中發現舌頭上有一個零點五公分大小的腫塊，於是到某大醫學中心就醫，切片檢查證實爲舌癌，經過一連串精密的檢查之後，醫師建議她接受局部手術切除，可以有九成以上治癒率，但是B女士卻不信任醫生，因此回家詢問媽媽，媽媽說開刀不好，要她吃偏方、服中藥、練氣功，經過了半年，不僅無效而且原先的舌癌已經擴散到第三期，此時就算接受廣泛的手術或多科際的療法，治癒率也大打折扣了。此時B女士似乎除了懊悔和沮喪之外，也不可能有其他心情了。

這兩個故事的異同點在哪裡呢?相同點是錯誤的決定會導致無可挽回的結果。不同之處是在於A君的故事不可能會發生在我們身邊，而B女士的故事卻是我在面對癌症病患時，每隔一、兩天就會遇到的，只不過是主角的名字不一樣，所罹患的癌症名稱不一樣罷了。

從事癌症治療的醫師常會碰到在面對癌症時，病患及其家屬經常會做出在醫師眼中錯誤的決定，不願意把自己的寶貴生命交託給學有專精、富有經驗的腫瘤科醫生，反而將生命的決策權交給一些沒有醫學知識的家人、鄰居、親戚、朋友，這樣做和A君的故事是異曲同工，其結果當然是悲慘的。

「癌症病人的治癒機會只有一次」。病患及家屬通常都會認爲可以先試一試偏方，如果沒效了，再回頭找腫瘤科醫生，其實這種邏輯是大大錯誤的，因爲癌細胞是不會乖乖地停止不動的，他就像壞人，如果沒有及時抓著他，他一定會繼續犯罪，而且會愈來愈兇狠。同樣的，如果沒有有效的治療方式來對抗癌細胞，癌細胞一定會不斷地生長、擴大、轉移。

正如我們說時間是不等人的，我們也可以說癌症（惡性腫瘤）是不會等人的，因此機會只有一次，錯失了，就沒有了。

付代價的心理準備

C君是高三學生，馬上就要參加大學聯考了，爸媽對他說：「我們希望你能一舉考上第一志願，但是卻不希望你太辛苦，也就是說，我們不希望你放棄一些可以遊玩的時間，晚上不要讀很晚，你可以隨意地打電玩、上網、聽音樂或唱KTV。」聽了這番話，C君一頭霧水，雖然心裏想我爸媽的頭腦是不是短路了，否則怎會如此說呢？但C君仍然照著父母所說的去做，整天遊樂沒有付出任何代價，到了放榜的時候，C君果然……

D君是十九歲的急性白血病病患，醫生告訴他如果不治療，生命不會超過六週，但是如果使用最有效的化學藥物來殺死癌細胞，初次治療的有效率高達七成以上，但是治療會帶來暫時性的落髮、食慾不振、感染發燒。爸媽聽了以後，覺得副作用太大了，因此拒絕了醫生的建議，帶D君去吃號稱可以治癌又沒有副作用的偏方。果不其然，D君一個月之後就死了。

這兩個故事的共同點，是父母想要達到很高的目標，可是卻又不願意付出對等的代價。C君的故事大概不會發生在你我身邊，可是D君的故事卻是經常出現的。病患及家屬經常只看到要付出的代價，但卻沒有回頭想想要將癌症治癒的目標有多麼高。

在現實的生活中，大家都知道沒有白吃的午餐也沒有不勞而獲的事，那麼爲什麼在這場對抗癌症的戰爭中，病患及家屬會一廂情願地不想付出代價而奢望能打贏這場戰爭呢？不受點傷、流點血，又如何能戰勝頑強的敵人呢？

如果病人今天得的是傷風感冒，那麼只要吃吃藥休息幾天就會好了，甚至於不吃藥也會好。如果得到的是急性盲腸炎，那麼就必須接受手術切除才會好。如果今天碰上的是更頑強的敵人——癌症，那麼一定要有付出「代價」的心理準備。目標的高低和代價的多少必須一致。

不過在此也要提醒那些專門照顧癌症病患的醫護人員一件事，那就是如果病患的癌症已經到了末期，甚至於離死亡已經不遠，已經沒有很好的方法來控制病情時，此時就不該再勉強或試圖說服病人，接受效果未經證實且副作用可能很大的治療方式，因爲已經沒有理由再要病患付出任何代價，那怕只是一次無謂的抽血檢查也算（抽血一次雖然不算什麼大的代價，但至少會使病患痛一次）。

簡單的說，當癌症還在早期或中期時（有治癒或延長生命的可能時），病患應該要接受積極的抗癌治療，那怕是代價很高，副作用很大；但是當癌症已經到了末期，病患應該要接受緩和醫療或安寧照顧，因爲所付的代價很少，副作用也少，而且可以讓病患在較舒服的情境下走完人生最後的旅程，這才是醫護人員悲天憫人的胸懷。

扮演好自己的角色

E君在美國攻讀電腦博士，有一天搭乘航空公司的客機要回台灣探親。當飛機靠近中正機場準備要開始降落時，E君突然想到飛機的降落過程是非常重要的，弄不好就會全機的乘客都罹難，因此E君覺得必須要做點什麼努力才能確保降落的平安，所以他便進入駕駛艙，告訴機長是否有對準航道、高度多少，水平翼是否放下、油料是否足夠、起落架放下沒有、有沒有跟塔台連絡、要不要增加一點馬力、地面的能見度如何……

F君是房地產仲介商，他的父親罹患肺癌並轉移到骨頭，引起非常嚴重的疼痛，因此住進某醫院的癌症病房，由腫瘤科醫師負責照顧。F君覺得必須要做點什麼努力，才能讓父親得到最好的照顧，因此他便在早晨主治醫師查房的時間，告訴醫師，是否有對症下藥、劑量會不會太多、要不要打點滴、是不是要接受放射治療、疼痛應該要能忍就忍、止痛藥會使病人上癮、要不要每天抽血檢查、多久要照X光片、要不要照會其他科醫師、血糖會太高嗎、電解質有沒有不平衡……

這兩個小故事其實是要提醒所有的病患及家屬一件事，那就是癌症的治療是一項很專門的學科，因此在你決定要去找那一位腫瘤科醫師之前，就應該要透過各種管道以取得正確的資訊。

如果你對某一位醫師的治療計劃有疑問的話，那麼你可以找另一位醫師徵詢第二意見（second opinion）；一旦決定了要在那裏就醫，就請你要信賴你的醫師，就像是在E君的故事當中，正確的做法應該是在購買飛機票之前，先比較那一家公司的失事率最低，口碑最好；一旦坐進飛機，就應該信賴機長並且聽從各項安全指示。

試想，如果E君眞的在機長身邊不斷指揮，那麼降落的過程會更安全嗎？我想大概不會，因爲機長可能被問的分心了，反而弄亂了原先熟悉的技能。腫瘤科醫師從學醫開始到能夠全權治療癌症病患，至少要花十二年以上的時間，其複雜程度遠高於開飛機，因此你的醫生不會需要一個不懂醫學的病人或家屬在旁邊指揮，正如機長不會需要一個不懂如何開飛機的乘客在旁邊指揮的道理是一樣的。

這樣的說法並不是要病人及家屬放棄應有的權利，而是應該往正確的方向努力。例如飛機的乘客可以向機長反映餐點不好吃、沒有準時起飛、噪音太大、降落不夠平穩等等；身爲病人和家屬，你可以向醫生反映晚上睡不好、食慾不佳、疼痛沒有改善、大便不順暢、頭暈沒力氣、覺得噁心嘔吐等等。至於這些問題要如何解決，你就留給那些專業的空勤人員或醫護人員來操心吧！

良好的醫病關係應該是病人扮演病人的角色，家屬扮演家屬的角色，醫護人員扮演醫護人員的角色。如果有人想要同時扮演病人及醫生的角色，或是同時扮演家屬及醫生的角色，那麼不僅會吃力不討好，更是會弄巧成拙。

拒絕「根治」的神話

二十五歲的G君因右下腹疼痛被送到急診室，經初步檢查之後，懷疑是急性盲腸炎，因此G君要求外科醫師儘速爲他安排開刀，可是這位醫師卻說，由於醫療資源有限，不可隨意浪費，一定要用在刀口上，所以你必須能證明你在開刀後還能再活半年以上，我才願意幫你開刀，否則我花了時間幫你手術，結果你只活了幾個月，那麼就沒有什麼價值，乾脆連手術也不必做了，也不會浪費醫療資源。此時的G君又著急又痛苦，因爲他並不能證明是否半年後他還活著，因爲人生本來就隨時可能發生事故，可是他又覺得肚子痛是一件很難受的事，因此在他的內心呼喊著：我才不管明天我是否還活著，我只希望今天、現在、令人難過的肚子痛能趕快解決……

七十一歲的H君家住新竹，日前因爲嚴重的咳嗽、多痰，至北部某大醫學中心求診，經過一連串令人不適的檢查之後，證實爲第四期腺泡細胞性肺癌。醫師告訴家屬說病患已經治不好了，沒有希望了，因此請H君出院，並告訴家屬不用再帶H君回診。家屬聽了醫師的建議，也覺得有道理，因此就照著做了。回到新竹之後，家屬眼見病患咳得很難過，愈來愈虛弱並且有厲害的胸痛，痛苦萬分，因此也顧不得H君是否明天還會活著，便將她送至某區域醫院的腫瘤科就醫。經過簡單的藥物治療及呼吸照護之後，H君的症狀緩解了一大半，二週後在家屬的陪伴下順利地出院回家了。

聰明的你是否已經看出這兩個小故事的含意呢？是的，許多癌症病患及其家屬經常認爲，癌症一旦無法根治時就沒用了，也沒必要再就醫；甚至於許多醫護人員也會認爲如果沒有可能再使腫瘤縮小，那麼就應該放棄治療。

其實在內科的各種疾病中，也有許多種病是無法根治的，例如常見的動脈硬化、高血壓、糖尿病、慢性腎衰竭、阻塞性肺病等等，因此醫護人員的最重要角色並不是根治疾病，也不是在對抗或打敗死亡（從古至今也沒有任何一個病人或醫護人員曾經達成此一目標），而是在減輕病患的痛苦。

也就是說，不管病情是在早期、中期或是末期，醫護人員的最重要任務，都是在運用各種方法來緩解病患的痛苦，如果能根治當然很好，即使不能也不違反醫護人員的使命。至於病患生命的長或短，並不是醫護人員、病患、家屬或任何人所能決定的，因此就將它交予賜給人生命氣息的上帝處理吧！

最殘酷的「好心」

六十五歲的I君是某大企業董事長，家財萬貫，出手大方面不改色。由於年歲已高，就將經營權交給子女。很不幸地I君對東南亞的投資事業遭遇經濟風暴，弄得血本無歸，個人的總資產只剩銀行戶頭的十萬元現金，其餘的家產均已蕩然無存。此時，他的子女爲了不讓他老人家傷心難過，因此便好心地加以刻意隱瞞。I君雖然也覺得公司的財務好像出了一點狀況，但想到幾位子女都信誓旦旦地向他保證一切沒事，因此他便繼續過著原先奢糜的生活，大方地出手，開出一張面額二十萬元的本票要買一個骨董花瓶，結果跳票並且被告詐欺。在入獄服刑前夕，I君痛罵這些自以爲是很孝順的子女，他說：爲什麼不讓我知道眞實的狀況呢？雖然得知實情會使我心情不好，但是如果我每天省吃儉用，每個月以兩萬元渡日，至少可以生活五個月，可是現在什麼都來不及了，你們眞是把我害慘了。話說完，I君的子女一片愕然……

J女士四十八歲，兩年前因爲乳癌在某大醫院接受右乳房及腋窩淋巴結切除術，其子女因爲擔心J女士得知病情之後會心情難過，因此便要求醫生共同配合，一起加以隱瞞病情。

J女士雖然覺得大家好像有什麼事不肯對他說，但想到幾位子女都信誓旦旦地向她保證一切沒事，只不過是良性的纖維囊腫，因此她便繼續過著原來的生活。原先醫師建議要加做輔助性化學治療以降低復發的機率，也因爲要隱瞞病情而做罷。兩年後，J女士因右上腹痛而就醫，經超音波檢查後發現肝臟有多處轉移性癌症病灶，被推定是原先的乳癌所造成的。J君在得知此消息後，內心的憤怒無法用言語形容，覺得全世界的人（包括子女及所有的醫護人員）都出賣她，如果當初知道實情，她會勇敢地接受各種輔助性治療，或許今天就不會復發，但是這一切都太遲了。於是J女士選擇沉默的抗議，不吃、不喝、不說話、面無表情、不和外界做任何溝通，結果不到一個月就死了（註：第四期乳癌的平均存活率至少有一年以上）。

這兩個故事的共同點在於一些自以爲是很好心的人，卻做出嚴重傷害他們親人的事。前者可能很少見，但是類似後者的故事卻是天天都在上演。奉勸每一位癌症病患的家屬，絕對不要很無知、很隨便地就做出要隱瞞病情的決定，因爲只要你一旦提出這個種要求，大多數的醫護人員都會配合，原因有二。

首先，當一位負責任的醫師要向癌症病患及其家屬詳細說明病情時，是要付出許多時間的，除了說明之外，還要準備應付病患及其家屬的情緒反應以及許多相關的問題，本來就是一件吃力不討好的事，因此有許多醫師能不說就不說。

其次，對於掌握所有醫療資訊的醫護人員而言，要配合隱瞞病情是一件輕而易舉的事，幾乎不費吹灰之力，又可以滿足家屬的需求，反正如果有一天病患死掉了，家屬還會感謝醫師大力的配合，何樂而不爲呢？也難怪上述的悲劇會不斷地上演，家屬和醫護人員都是贏家，只有病人是大輸家。這實在是很荒繆，但是卻很常見。

其實癌症病情的告知是循序漸進的，位富有經驗的腫瘤科醫師會在病患被懷疑有癌症時，在進行各種檢查當中，有了部份報告就告訴病患及其家屬這些報告的意義，是否偏向惡性的可能。當最後的病理診斷報告出來之後，醫師不僅是要告訴病患及其家屬此項不好的結果，還要提出各種可能的治療方式，更要有一段時間讓病患及其家屬能夠詢問各種相關問題，作雙向的溝通，以避免各種誤解並減少無知所帶來的恐懼。

如此一來，醫護人員就可以和病患及其家屬手攜手、心連心地一起往前走，能走多遠就走多遠。這樣的醫療模式才是眞正對病人有好處的方式。否則在隱瞞病情的狀況之下，醫生建議往東走，兒女建議往西走，親戚建議往北走，病患本人則因爲不知病情而堅持向南走，這樣一來豈不是要五馬分屍了。

臨床上更常見的情形是，由於病患被刻意地隱瞞病情，因此便疑心生暗鬼，愈想愈嚴重。如此一來，原先的病情本來應該可以好好活個一年半載以上，而自己卻把它想成可能一天或一星期就要死掉了，因此便鬱鬱寡歡，心神不寧，食不下嚥，果然很快就死了。

隱瞞病情還有另一個壞處，那就是浪費時間。不僅是病人的時間被浪費了，因爲他（她）不知道自己的時間已經有限，以致沒有充份時間去做想做的事、說想說的話、看想看的事物、讀想讀的東西；其實家屬也在浪費時間，因爲家屬爲了要隱瞞病情，勢必要說一些空泛、沒有意義的話，無法把握住可以和病人做坦誠溝通、親蜜交流的機會。等到死亡臨到時，一切都來不及了。

我經常看到癌症末期病人已經昏迷接近死亡，做子女的才來要求醫生能不能讓病人再醒過來一會兒，爲的是說一些眞心、知心的話，我通常會問這些自以爲是很孝順的子女說，病人之前已經清醒了半年，這些時候你們都在做什麼呢？爲什麼要等到病患已經昏迷了，才要勉強他醒過來呢？

有人將生命的終點，比喻成搭上長程、單向，且永遠不再回的火車，如果你是乘客的親人或朋友，一定會爲他提前準備行囊，將其中裝滿各種有形的生活必需品、各類證件以及各種無形的關心、尊敬、感謝、不捨、憐愛等等，要準備這樣的行囊必定要花不少時間。如果是等到已經一腳踏上火車時才來準備行囊，在慌亂之中，可能只裝進一隻舊拖鞋、一件破舊內衣、一份過期的報紙、一罐隔夜的牛奶以及許多的後悔、自責、沮喪、難過，這樣的行囊眞是要叫這位旅人情何以堪呀！

還要提醒諸位家屬，就算你硬下心腸要來隱瞞病情，又能瞞多久呢？當病患的身體愈來愈虛弱、各種症狀接踵而至時，病人自己會毫無察覺嗎？此時你又要如何去面對呢？所以最好的方法就是從一開始就請你的醫師詳細說明病情，才可以避免無窮的後患與懊悔。

拒絕錯誤的不歸路

在癌症病患間常聽到的論調，是家屬堅持病人什麼能吃，什麼不能吃，其實這些都是完全沒有任何科學證據的。目前美國癌症醫學會對於一般人的飲食建議只有下列幾點：

一、避免肥胖。

二、減少脂肪的攝取。

三、攝取多種蔬菜水果及高纖維食物。

絕對沒有如民間所流傳的什麼鴨肉不能吃、牛肉不能吃、只能生吃蔬菜……。如果病患的家屬希望單單藉著食物就能控制癌症，這是完全沒有科學根據，也不切實際的，不僅沒有任何好處，相反地卻剝奪了病患吃東西的樂趣。

常見的情形是癌症病患已經到了末期，胃口很差，不想吃東西，甚至已經昏迷了，這時候家屬卻希望醫生能用什麼方法讓病患能吃，要不要硬插鼻胃管來灌食，要不要打營養針，要不要做一個胃造廔口來強迫餵食。

我經常會問這些自以爲是的家屬說，在這之前的幾個月，你究竟是如何對待病人的，當病人還能吃東西時，你硬是堅持只能吃什麼、什麼不能吃，剝奪他進食的樂趣，等到病人已經到了末期，根本就不想吃東西時，這時候你才來緊張，才來求醫生去做一些傷害病人的事，這不是倒因爲果、荒謬至極嗎？

大家很容易在各種媒體上看到某某人抗癌成功，某某人意志堅強，雖然癌症已經到了末期，仍然不放棄任何積極性的抗癌治療，最後雖然過世了，卻留給後人許多的懷念和榜樣。其實這樣的印象都是媒體渲染下的產物，都是以偏蓋全的。這樣的報導很容易使病人覺得自己的癌症之所以治不好，是因爲我沒有像某某人一樣的勇氣；當癌症到了末期，我選擇能緩解症狀的安寧照顧，而沒有再去冒險接受副作用極大並且療效未明的臨床試驗，我就是不熱愛生命、不夠堅強、沒有勇氣，於是我就會死得早。其實這些都是媒體報導所帶來的錯誤觀念。

癌症是一群變化多端的病，同一種類、同一期別的癌症在不同的個體身上，其預後可能有極大的差別；雖然最近分子醫學的進展，提出了一些比以往更精密的說明，但是這樣的進步距離能夠百分之百判定病人的預後，仍然只是蝸足龜步，這是人類智慧的有限，因此個體的經驗絕不能輕易地套用在別人身上。

所以如果癌症無法根治，各種治療所帶來的生命延長也比別人短，病人也無需自責或內疚；當癌症到了末期，選擇能緩解症狀的安寧照顧，而沒有再去冒險接受副作用極大並且療效未明的臨床試驗時，生命也不一定就會變得更短促，說不定因爲心胸開朗、一無罣慮，反而活得更久。至於當中要如何取捨，必須要醫生、病患、家屬坦誠地溝通，沒有任何隱瞞，在尊重病人的意願下去做決定，才是良好的癌症醫療模式。

最後要深切地勉勵所有癌症病患及家屬，在這場面對癌症的戰爭中，千萬不要很輕易地就讓一些傳統的錯誤觀念，使病患或家人走入不歸路。要努力地尋求正確的資訊，因爲正確的知識必定可以給人力量，使人可以勝過無知，以及無知所帶來的恐懼。

7.為什麼不敢說實話？

說與不說間，醫生千萬難

「醫生，我媽媽個性很軟弱，多愁善感，經不起什麼打擊，所以請你一定不能讓她知道自己得了癌症，否則她一定會受不了，會精神崩潰的，所以千萬拜託。」

「醫生，我父親得肺癌已經一段時間了，可是我們做子女的一直不敢告訴他，怕他承受不住，可是看他的身體狀況一天天惡化，許多事又都沒有交代，眞是令人著急。」

類似這樣的對話，不僅是經常出現在醫院，更是醫護人員及家屬承受極大壓力的來源。

該不該說實話

談到「癌症病情告知」這個主題，已有許多專家學者發表過看法，每種看法也都有它一定的道理。

有人從法律的層面切入，認爲只要國家加以立法，規定無論是誰，都必須向癌症病患詳細說明病情，如此一來，大家（包括醫護人員、家屬及病患）也就沒有什麼話說，問題就解決了。

有人從治療的過程切入，認爲如果不讓病患知道病情，病人以爲自己沒事，所以就沒辦法下定決心好好接受治療，如此一來療效就會打折扣，以此來說服家屬讓病患知道病情。

有人認爲紙是包不住火的，反正病情遲早會惡化，到那時再說更麻煩，不如早點打開天窗說亮話，長痛不如短痛。

有人認爲病情的告知會提升病患的生活品質，例如你請一位億萬富翁吃一客六十元的排骨便當，他可能會覺得你是在藐視他；但如果這個人有一天突然破產了，你仍然請他吃一客六十元的排骨便當，他可能會覺得很好吃。

同樣地，一個人如果以爲他沒病，那麼他可能覺得事事都不好、都不如意；相反地，如果他得知自己得了重病，可能會對周遭的一切事物有新的看法，懂得珍惜，曉得感恩。

有人從醫學倫理的角度來看，認爲醫護人員應該秉持行善原則、不傷害原則、自主原則、誠信原則，所以必須要向病患詳細說明病情。

有人認爲病患必須知道病情，才能對其所擁有的財產有所處分，否則一旦死了，勢必會造成家庭糾紛；爲了避免此種悲劇，所以要告知病情。

有人從心理學的角度切入，等待病人主動來詢問病情；如果病人試探性地問說「我是不是得了絕症」、「我是不是快死了」，醫護人員則回答「你眞的這樣覺得嗎？你爲什麼會這樣想呢？你擔心什麼嗎？」用一連串的問號來回答病人的問號。

有人認爲如果試圖要隱瞞病情，那麼所有的家屬就必須每天都小心翼翼地戴上面具，隱藏自己的情感，儘說些言不及義、不痛不癢、偏離主題的話，到最後把所有的時間都浪費掉了，以致於無法把握時間和所愛的人做親密而坦誠的溝通，徒留滿腔遺憾。

有人乾脆認爲並不是每個病患都需要被告知病情，因爲有些家屬自認爲自己完全明白病患的心思意念，所以可以代替病患處理一切的決定；另外也有些家屬認爲病患已經年紀老邁，應該不會有什麼牽掛，也沒有必要做什麼決定，所以也就不需要知道病情。

溺水者與救生員

「如果你的父母得了末期癌症，你如何向他說明病情？」

我曾經拿這個題目，向一群在安寧病房工作的專業護理人員詢問，結果有絕大多數的人都覺得很困難、開不了口。

雖然我並不覺得驚訝，但卻有極大的疑惑，爲什麼說實話是這麼困難？從小到大，父母、師長不是都教導我們要說實話嗎？「誠實是最佳良策」，不是我們常掛在嘴邊的嗎？甚至於在最激烈的總統大選前，「說清楚、講明白」不也是最熱門的一句話嗎？為什麼在癌症病情告知的這件事上，我們卻不敢再標榜誠實？這是不是意味著誠實並不是眞理，是不是意味著我們要在某些特別場合睜著眼睛說瞎話？

我想不是的，即使面對癌症病人，誠實仍然是最佳良策。

正如本文開頭所舉的對話爲例，乍看之下，癌症病情告知的最大困難，好像是這個罹患癌症的病人所造成的，因爲他不夠堅強、不夠勇敢，所以使得身邊的家屬必須要做出許多的擔心和推測，好像病人本身是問題的核心，也是麻煩的來源。

但是根據我的經驗，其實問題的眞正關鍵並不在於病人，而是在於病人身邊的家屬及醫護人員，根本沒有能力幫助病人解決一個最重要的問題，以致於這些人會感受到極大的壓力，也會覺得難以啓齒。

這樣的場景就像是一個不會游泳的人，當他不幸溺水時，雙手緊張地到處亂抓，而你很不巧地正在他身邊。如果你也不諳水性，那時你一定非常恐懼，你怕這位溺水者會緊抓著你不放，很可能兩個人一起溺斃；這樣的焦慮自然是極大的。

相反地，如果你是受過救人訓練的專業救生員，自然有能力去搭救這位溺水者。儘管有危險，但因著熟練的技巧和專業的訓練，你所感受到的壓力會減輕許多。

這個救生員和溺水者的比喻正好可以說明在病患身邊的人（包括家屬和醫護人員）和病患本

人之間的關係。

每個人在得知自己罹患癌症時，都必須立刻面對二個最重要的問題。第一個問題就是死亡已經靠近了，那麼究竟什麼是死亡？人的靈魂要到那裡去？第二個問題就是我該如何度過剩下的日子，才會使生命有意義，以致於在終點來到時，不會後悔萬分。

如果病患身邊的家屬和醫護人員，也不知道這兩個問題的答案，那麼焦慮、緊張、手足無措、不知如何啓口、要求隱瞞病情便是理所當然的事。聰明的讀者，你可以想像一段VCR的場景：有一個人快要淹死了，而你就正好在旁邊，你不知道要如何救他，又怕被他緊緊抓著不放，所以你乾脆告訴這一位即將溺斃者：你並沒有危險，也沒有快要淹死，你現在很好，沒發生什麼大事。親愛的讀者，你覺得這樣的場景很荒謬嗎？但事實上卻是經常見到的。

前些日子有一位女歌手林晏如，得癌症快要過世了，朋友去探望她，仍告訴她：「唔免驚，無啥大代誌」。這樣的言語眞的可以帶來絲毫的安慰嗎？

常常可以在報章雜誌上，看到某些醫生或專家發表言論，告訴病患要「坦然面對、接受死亡」。這樣的呼籲是對的，但問題是要如何做才能「坦然面對，接受死亡」呀！如果這些醫生或專家也無法回答上述兩個問題，那麼提出這樣的呼籲又有什麼意義呢？

所以，我想和你一起來探討這二個最重要的問題。首先請你分享一段我和一位大腸癌末期病人之間的對話。

醫生VS.病人

醫生：「你的病情已經很嚴重了，你知道嗎？」

病患：「我知道」

醫生：「你做了準備嗎？」

病人：「我已經有所準備。」

醫生：「可以告訴我，你做了什麼樣的準備嗎？」

病人：「我打算把一棟房子給大兒子，另一棟給小兒子，保險的給付則要留給我太太……」

醫生：「你心中還有其他掛慮嗎？」

病人：「沒有呀，我的兒女都已成家立業，所以我已經沒有什麼掛慮了。」

醫生：「你真的沒有什麼憂慮了嗎？」

病人：「大概是吧！」

醫生：「很好，你已經把身邊一些有形的物質都分配妥當了，兒女也不需要你再操心，但是現在最重要的是你這個人呀！」

病人：「你說這話是什麼意思？」

醫生：「你只處理了身邊的事，但是最重要的是你的靈魂在肉體死後，到底要去那裡，你知道嗎？」

病人：「很簡單呀，我們家是傳統拜拜的家庭，我死了之後，家人會辦一些法事，幫我超渡到西方極樂世界去，那就沒問題了！」

醫生：「如果你的靈魂得救是要靠著這些儀式，那就很危險了！」

病人：「爲什麼呢？」

醫生：「究竟要唸什麼經文？要唸多少次你才能得救？如果這些為你超渡的人，他少唸了一段、漏唸了一句或唸錯了一個字，甚至於儀式進行到一半突然打瞌睡，更甚至於這些人在來到你的告別式之前，突然在路上出車禍或突然生病或突然死掉了，那麼你的靈魂要怎麼辦呢？」

病人：「奇怪！我以前怎麼沒想過這種問題？」

醫生：「你剛剛說，經過這些儀式之後，你就可以到西方極樂世界去，我相信你的親人也一定會為你燒一些紙錢、紙房子、紙車子、甚至於燒信用卡，對不對？」

病人：「對呀！傳統上都是這樣做。」

醫生：「你想一想，如果你靈魂要去的地方還需要燒很多東西，那就表示那個地方不好，有很多欠缺之處，那為什麼要去那種地方呢？更不用去想這些燒成灰的東西究竟能幫上什麼忙！」

病人：「眞奇怪！我怎麼活了六、七十年，卻未曾想過這些問題。」

醫生：「那我再問你，如果你的靈魂果真到了那個西方極樂世界，那麼隨著時間的過去，你究竟要待在那裡做什麼呢？如果你不知道，那麼靈魂的存在又有什麼意義呢？」

病人：「老實說，我從來沒有想到過這個問題？」

醫生：「你有沒有想過，究竟是誰有那麼大的權柄，讓你以為只要做了一些法事，就可以去到那個號稱最好的西方極樂世界？」

病人：「很簡單，自然是大家都尊敬的佛祖囉！」

醫生：「這位人人尊敬的佛祖，現在在那裡，你知道嗎？」

病人：「我沒想過！」

醫生：「在最早論及佛祖之死的文獻中，只有如下的記載『他就這樣完全地離去，絲毫不留任何痕跡』。他的身體火化之後，還留下許多舍利子，前一陣子大家不是在盛大地迎佛牙嗎？」

病人：「這跟我有什麼關連？」

醫生：「當然有極重大的影響，我舉個例子給你聽。如果你撿到一張面額新台幣一億元的台灣銀行支票，開票人是國父孫中山先生，請問你會不會拿這張支票向台銀要求兌現呢？」

病人：「雖然我知道國父孫中山先生是一位偉人，但是他已經死掉了，所以這張支票恐怕是不會兌現了。」

醫生：「是的，同樣的道理，在這之前你竟然會希望這位已經死去的人——佛祖來幫助你，會希望這位死人來兌現某些承諾（正如支票上很迷人的金額）。」

病人：「好奇怪，以前我以爲這些問題是既簡單又不麻煩的，經你這麼一說，我才覺得自己以前很無知。現在我好害怕，究竟要怎麼做，我的靈魂才能得救，才能找到歸宿呢？」

醫生：「你先別急，在回答你的問題之前，容我先舉個例子。」

一條回家的路

我曾多次向病患詢問：「出了院之後，你要到那裡去？」答案通常是：「當然是回家囉！」我也曾向在病房工作的護理人員詢問：「經過了一整天的勞累工作，下班後你要去那裡？」回答通常是：「自然是回家休息囉！」

是的，「家」是一個人渴望回去的地方，甚至於在國人的習俗中，大多數病患也都希望能留一口氣回到家。「家」對於一個人是最重要的，一個孩子不管在外面流浪多久，受了多少委曲，嚐了多少辛酸，只要他知道他還有一個家，有疼愛他的父母親，那麼這個孩子的心中那怕有再多的難處，也不會完全絕望的。

「家」的另一個意義，是你曾經在那裡得到生命，在那裡成長，之後因爲一些原因而離開的地方。正如我們的肉體需要一個溫暖的家，我們的靈魂也需要有一個溫馨的家，才能不害怕，才能享安息。

如果要知道靈魂的家在哪裡，首先應該要問，人的靈魂（生命）究竟從哪裡來，這點是最重要的，因爲必須知道生命（靈魂）是從哪裡來，自然也就很容易明白它要回到哪裡去。

我相信生命是有一個起源的，雖然每個人都是媽媽所生的，但是一代一代地推上去，必定有個開始。這個開始根據聖經的記載，是來自於創造天地萬物的上帝，祂用地上的塵土造人，將生氣吹在他鼻孔裡，他就成了有靈的活人。

我是一位醫生，絕對相信生命來自於生命，就連現在很熱門的複製動物，也必須是拿有生命的受精卵來做成。生命絕對不是像有些媽媽當小孩不乖時，對他說：「你是垃圾堆撿回來的」或「你是石頭裡蹦出來的」，生命必定有一個起源，那一處生命的源頭，便是我們每一個人靈魂的家。

我們在地上經過了若干歲月，就像是離開了那一處生命的家，不管過得好不好，最後總會希望能回到那一處有天父上帝同在的「天家」中，人的靈魂才能得到眞正的安息。接下來的問題便是，人們要如何才能找到這一條通往天家的路呢？

世人都在尋求通往天家的路，有人靠修行，有人做功德，有人拜神明，有人積錢財，但是最大的一個問題就是：「究竟要做到什麼程度才算夠？」又有誰能告訴我們及格的標準在那裡？

有時我們以爲自己找到了，但一段時間之後，卻又發現更大的疑問。因爲人是有瑕疵的，是不完全的，上帝創造人的原意，是要世人享受因祂同在而有的喜樂、平安、智慧、豐盛及永生，但是人卻背棄了上帝的標準，各人照著自己喜歡的意思行，以至於品德不能達到上帝的標準，行爲也不能合乎祂的要求，這就是聖經中所謂的「罪」。

慶幸的是，這位創造生命的天父上帝深愛每一位世人，因此祂差遣祂的獨生子耶穌來到世上，爲我們的罪死在十字架上，替我們擔當了罪的刑罰，成爲上帝和世人中間的橋樑，使人與天父上帝重新和好，不再有隔絕，所以耶穌曾說：「我就是道路、真理、生命，若不藉著我，沒有人能到天父那裡去。」

耶穌替我們每一個人死在十字架上，三天後，祂從死裏復活，在地上有四十天之久，曾一時顯給五百多人看，最後被上帝接到祂的右邊，這是人類歷史上唯一記載突破死亡的事蹟，祂現在仍然活著，所以祂的應許（類似所開出的支票）才能兌現。

道路、真理、生命

病人：「現在我明白了，但我要如何得到這一份天父上帝藉著耶穌所要賜給我的禮物呢？」

醫生：「很簡單，上帝對你的愛就像是你愛你的子女一樣，是無條件的，也是免費的，正如你絕不會在做一餐飯給你的孩子吃之前，先向他們各收一百元；但是如果你的子女在飽餐一頓之後，向你說聲謝謝爸爸，我想你一定會很高興的。所以我們要做的事就是藉著禱告，向天父上帝說我們要得到祂的祝福並感謝祂。」

病人：「天父上帝如何能聽見我的禱告呢？」

醫生：「如果宇宙萬物都是祂所創造的，祂自然也就無所不在，我們只要存著誠實的心向祂祈求，祂自然就會聽見並且會回應，就像是你會樂意聽你的孩子向你說話。」

病人：「那麼我該如何禱告呢？」

醫生：「你只要開口（或在心中說）：天父上帝、主耶穌，以前我不認識你，但今天我明白了，我邀請你進入我的生命中，赦免我以前一切的過犯，賜給我一個全新的生命，使我能進入您為我所預備的天家，使我享受與您同在的平安及喜樂，奉耶穌的名禱告，阿門！」。

三天之後，這位病人就結束了在地上的旅程，靈魂平安地回到天家。

明白受苦的意義

接著再探討第二個最重要的問題，也就是要如何幫助癌症病患在得知病情之後，度過一段或長或短的歲月。

人類是尋求意義的動物，一個人要好好活著，就必須要找到活下去的意義。對於罹患癌症的病人而言，找到活下去的意義更是重要，因爲對於這些已經看到生命終點的人，我們已經無法用一般人所追求的名利、財富、地位、美色以及世上其他一切的榮華，做爲他追求的目標，或是做爲生活的意義，他們已經知道在死亡來臨前，這些有形的事物都毫無價值，因此他們必須努力尋找除了這些有形的事物之外，能夠支持他們活下去的理由。

如果病患身邊的家屬和醫護人員沒有辦法協助病人找出來，那麼當這些病人要求要安樂死、試圖要結束無意義的生命時，你能怎麼回答呢？或許醫護人員只能回答說：「安樂死在這裡是違法的。」難道這樣就沒事了嗎？你不幫他安樂死，他就自我了斷、選擇自殺，我們又能怎麼辦？

一個人可以受苦，但是必須明白其意義，才能忍耐得住。舉個例子來說，如果在一位婦女的肚子上綁上一個十公斤的東西，告訴她這樣的重擔要持續十個月，卻不告訴她這樣做有什麼意義，不知道有那一個人能受得住？如果同樣是重擔在身上，但是她知道十個月之後，她能生出一個小嬰兒，那麼大多數的人就可以忍耐得住了，因爲這樣的受苦、忍耐是有意義的。

所以醫護人員和家屬，如果單單只讓病患知道生命的終點快到了，但是卻無法幫助他明白接下來活著要做什麼，那就很危險了。我就曾看過一位第四期膀胱癌病患，身體狀況還不差，但就是因爲找不到活下去的意義及受苦的目的，因此選擇跳樓結束其生命，留下家人永遠難以彌平的遺憾。

另一種情形則是與上述的討論正好相反，也是目前最常見的狀況，那就是家屬和醫護人員刻意隱瞞病情，病患本身不知死亡已接近，因此每天仍然無所事事、看看電視、談些社會新聞、查查股票行情、打打小牌，親人之間彼此戴上面具，說些言不及義的話，一天度過一天，直到有一天，意識喪失、死亡來臨，什麼都來不及了，只留下家屬許多的後悔。這樣的例子是隨處可見的，而這樣的日子過一天和過十天或一百天又有什麼差別呢？

其實這種情形的發生，與其是怪病患本人，倒不如說是病患身邊的家屬和醫護人員，根本沒有能力協助病患，善用這一段末了的歲月。

努力找出答案

人的生命來自於上帝的創造，祂就像是那一位懂得演員特性的導演，如果你認識了這位慈愛的造物主，那麼祂必定會將每個人所該演的角色告訴你，這個角色就會有意義、有價值。

當一個人在面對死亡時，世上一切看得見的事物都變得沒有價值，此時最重要的事便是「關係的重建」。你可以好好地回想一下，從小到大，曾經令你感動萬分的事，其實都是來自於一種特別的關係，可能是父子之間、母女之間、夫妻之間、袍澤之間、男女朋友之間、同性朋友之間、醫生病患之間、長官部屬之間、甚至於是陌生人之間。

一個人和他生命的源頭（天父上帝）建立起正確的關係之後，死亡便不再成為一道攔阻，此時人們便可以和身邊其他人，藉著彼此饒恕、彼此接納，重新恢復愛的關係，而此種關係的重建與恢復，才能帶來生命中最深刻的滿足與安息。

看到這裡，你可以同意我的看法，也可以不同意，因爲上帝賜給人自由意志。如果你同意，那麼我要恭喜你，你已經有能力去幫助那些面臨死亡的癌症病患；當然，你自己也是受患者。如果不同意，那麼接下來便是你自己的問題了，你必須努力找出答案，來回答上述兩個最重要的問題。

如果你一直逃避不願去找答案，那麼當你在面對癌症病患時，你一定每次都惶恐、戰兢，深怕說錯或說溜一句話，造成不可收拾的後果。如果你繼續逃避，那麼當有一天你自己要面對終點時，麻煩就眞的很「大條」了。

Part 3
壓傷的蘆葦

壓傷的蘆葦，祂不折斷；
將殘的燈火，祂不吹滅。
祂憑真實將公理傳開。

【以賽亞書】四二·3

8. 美好的休息站

「大腹便便」的病人

劉先生，五十九歲，一九九九年因直腸癌接受手術治療，二〇〇〇年發現有肝臟轉移，隨後在某醫學中心接受多次化學治療，但病情仍舊惡化，最後經由某地區醫院的轉診，於二〇〇一年七月十九日，住進本院的腫瘤病房。

第一眼看到劉先生，著實令人吃驚，極端消瘦的身軀，卻有著一個非常突出的腹部，深陷的眼窩，藏著一對歷經苦難的眸子。經過簡短的病情詢問之後，劉先生告訴我他無法進食，肚子很脹、很痛、很難受。

檢查過他的身體之後，我在病歷上寫下診斷：「末期直腸癌合併肝臟及廣泛腹腔轉移，造成大量腹水及嚴重腸阻塞。」

敵人面前擺筵席

經過一番思考，我決定給劉先生施與疼痛控制並建議他插胃管，以減輕腹腔內的壓力。起初他並不願意，認爲大概不會有效，但禁不住我的請託，只好勉強同意。

幾天之後，劉先生的腹脹有了明顯的改善，並且也能自己解出一些糞便或排氣。某天早晨在查房時，我看到劉先生精神不錯，於是笑著問他說：

「你生病這麼久都是您太太在照顧你，你有沒有向她說謝謝啊？」

劉先生笑著說：「有啊、有啊。」

劉太太接著說，他先生自從今年端午節那天受洗成爲基督徒之後，整個人變得很開朗，常常會笑。我看到他床前有本聖經，於是隨手翻到詩篇第二十三篇，上面寫著：

「耶和華是我的牧者，我必不至缺乏。

祂使我躺臥在青草地上，領我在可安歇的水邊。

祂使我的靈魂甦醒，為自己的名引導我走義路。

我雖然行過死蔭的幽谷，也不怕遭害，

因為你與我同在，你的杖你的竿都安慰我。
在我敵人面前，你為我擺設筵席；
你用油膏了我的頭，使我的福杯滿溢，
我一生一世必有恩惠慈愛隨著我，
我且要住在耶和華的殿中，直到永遠。」

我告訴劉先生，詩中的這個敵人就是「死亡」，而你卻能在面對它時，靠著耶和華所賜的力量，不僅不害怕還笑得出來。聽完了這番話之後，夫妻倆一面笑著一面點頭。

不用被關在破車裏了

平順的日子只維持了二到三週，病情又開始惡化。一天下午，劉先生出現上消化道出血合併肝昏迷，情形很危急，他唯一的女兒多次到護理站找我，希望醫生能盡力挽回父親的病情。我的經驗告訴我劉先生已經是病入膏肓，但是要如何說明才讓他女兒明白呢？如果女兒不明白，很可能會迫使醫護人員必須進行急救、插管、電擊，這樣做對劉先生而言無疑是一場殘酷的虐待，正在苦思之際，突然上帝賜給我一個靈感，我對著這位焦急萬分的女兒說：

「我知道你很愛父親，眼看著爸爸受病魔的摧殘，卻不知如何是好？一方面希望爸爸能多留一段時間陪陪大家，另一方面卻不希望病痛一直折磨爸爸，眞是兩難。這樣的場景就好像是劉先生正開著一部快要報廢的破車在路上走著，裡面的駕駛就是劉先生的靈魂，外面這部沒有冷氣、引擎冒煙、車門關不緊、排煙管斷裂、輪胎也破了兩個的老爺車，就像是劉先生被癌症摧殘的驅殼，開著這樣一部車著實令人難過。裡面的駕駛人正在尋找一處美好的休息站，如果太早停下來，可能還沒到休息站而路旁是一堆荒煙蔓草；如果太晚停，則可能錯過了休息站而旁邊是一處垃圾場。」

停了一會，看劉小姐冷靜了點，我就接著說：

「劉先生是基督徒，所以我相信上帝會引導他在適當的時機彎進休息站，在那裡當他把車子停好之後，把引擎關閉，那部車就報廢了，而你父親就可以走出那輛破車，在上帝所預備的休息站『天國』當中，大口的呼吸，自由的奔跑，再也不用被關在那部破車裏了。」

聽完了這番話之後，女兒就釋懷了，沒有再要求醫護人進行急救。隔天早晨，劉先生的生命徵象變得極不穩定，意識不很清楚但卻能表達要回家的意願，因此家人用救護車將他帶回頭份老家。

我們一定會再相聚

兩個星期後，我遇見劉太太和她女兒，女兒說當天接近中午時，她將劉先生送到家，許多親戚和教會的朋友都來探望，為父親唱詩歌、禱告，在清潔身體並換上乾淨衣物之後，劉先生像是睡著般地離世，臉孔非常安詳。

此時，女兒的雙眼透出一絲光芒，興奮地跟我說：「我相信爸爸已經隨著天使去天國了，將來，我一定會去和他團聚。」

9.生命中的不可缺席

只有太太陪著的他

陳先生，四十九歲，任教於苗栗高農。一九九九年十二月因腹痛至本院就醫，被診斷爲乙狀結腸癌，於是接受了腫瘤切除及大腸造口。

在手術當中，外科醫師發現已經有多處肝臟轉移，因此在手術之後，陳先生就被轉介到腫瘤科門診繼續治療。

陳先生給我的第一印象是個子不高、話很少，由太太陪著來看門診。在看病的過程中，大多是陳太太與我交談。

陳先生從二〇〇〇年一月至二〇〇一年三月，一直都在門診持續接受化學治療，其間曾更換過三至四種不同的處方，但病情仍然持續惡化。二〇〇一年四月十九日，出現全身皮膚發黃合併發燒，因此住院接受治療。

負荷不了的重

在住院當中，陳先生的大腸造口處，開始不定期地出血，檢查的結果顯示出血的原因，是阻塞性黃膽造成體內凝血因子缺乏，因此很容易出血。每次一出血，護士們幾乎都要用掉一、二十塊大紗布做局部加壓數十分鐘才能止血。每隔一兩天，陳先生就要接受紅血球濃厚液及新鮮冷凍血漿的輸注，才能維持生命。

二〇〇一年五月十日，陳先生的大腸造口再度大量流血，當時的血壓只剩五十／三十，原以爲他大概撐不過去了，沒想到在經過血品的輸注之後，生命徵象又回穩了。其間我曾照會大腸直腸外科的專家，看看有無防止出血的好辦法，但因爲陳先生的身體狀況實在太差，因此沒有人敢再動手術。

接下來的兩個月當中，日子就在造口出血、加壓止血、備血、輸血、輸血漿、清理造口袋當中，不斷地循環。

在這期間，照顧病人的重擔，幾乎全部都落在陳太太身上。陳太太在頭份的一家公司上班賺錢維持家用，經常是上完小夜班，然後在午夜時分，一個人從頭份騎機車到新竹來照顧先生，個中辛苦實在不是旁人所能體會。

早上查房時，經常看到陳太太還窩在小小的陪客椅上補眠。有好幾次，我忍不住地問陳太太，爲何不讓小孩來分擔照顧的責任，陳太太先是說孩子在讀書，然後又說孩子不懂得如何照顧病人，最後又說孩子要準備期末考。

到了六月下旬，陳先生的病情更加惡化，除了造口出血之外，也出現了肝昏迷的徵象，作息時間與常人相反，當半夜陳太太最疲倦時，陳先生反而不睡覺，有時掙扎著要下床，有時要吃東西，有時說要小便，但是等陳太太到廁所拿來尿壺時，陳先生已經尿了滿床。陳太太又要整理床舖，又要幫先生擦拭身體並更換乾淨衣物，再加上例行的大腸造口照顧以及造口袋的清洗，實在不是一個常人能負荷的了。

「讓他去吧！」

連續幾天下來，陳太太實在受不了了，有一天在早上查房時，情緒激動哭著向我說先生故意要和她過不去、故意要折磨她。我仔細地告訴她，陳先生是因爲生病的緣故，造成意識混亂才會如此，絕不是故意要折磨她。

當天下午，陳太太又很自責地說她實在很不應該，竟然對一個生重病的人生氣，我點點頭，向她說明照顧者有這樣的情緒是正常的，不用自責。這樣的日子又過了幾天。

有一天下午，陳太太來找我談，希望下一次陳先生再發生造口出血時，醫生不要再給予輸血，就「讓他去吧！」

當我了解了實情之後，知道陳太太並非不愛先生了，而是承受不住壓力之下的感情崩潰。一方面我拜託護理同仁儘量給予協助，另一方面要求並命令陳太太，一定要請三名子女一同來照顧。

此時的陳太太由於身心俱疲，再加上學校馬上就要放暑假了，實在找不出什麼藉口了，因此就勉強答應了。

帶著微笑離開

六月三十日，我找到陳先生的三名子女一起會談，長子讀大一、長女高二、次女讀小六。我告訴他們父親的病況已很危急，做子女的應該把握機會來照顧父親，不要等到以後才來說什麼「樹欲靜而風不止，子欲養而親不在」。三名子女面色凝重地答應要好好一同照顧父親。

接下來的一週當中，他們果眞輪流守在病房，雖然不一定能分擔多少照顧的責任，但親情的陪伴實在是無可取代的。

有一次在查房時，陳先生的意識稍微清醒，我問他孩子們來陪你高興嗎？陳先生很努力地回答說：「高興」。

八天之後，陳先生就在家人的陪伴下平安地走完了一生，當護理人員將他的遺體停放在病房內的團聚樓時，陳先生的臉龐竟然是帶著微笑，家人看見這一幕都得了很大的安慰。

由於陳先生在生病的期間，接受了基督信仰，因此家人爲他在教會辦了一場隆重的追思禮拜，除了親朋好友之外，學校的校長和同事也都來紀念這位認眞負責的老師。

八月底，在一場特別的聚會中，我遇見陳太太，臉上帶著笑容，很誠懇地向我道謝，因爲要不是我當時的堅持，她的三名子女可能一輩子都會有深深的遺憾和揮之不去的罪惡感，因爲沒有能來得及照顧自己的父親。

現在回想起來，陳太太教養子女的方式，也和時下許多父母一樣，希望子女們只要好好讀書、努力考試、成績優秀、拿到文憑，其他的事一概不用管。

其實生命中除了讀書和考試之外，還有許多事物是不能錯過的，一旦錯過，就再也沒有重來的機會。

10.一輛高速奔馳的車

雙眉間三條垂直的皺紋

黃先生，四十六歲，藥理學碩士，任職於某大藥廠。

黃先生是一位B型肝炎帶原者，一九九七年六月罹患肝癌，當時曾接受右葉肝臟切除。一九九九年二月腫瘤復發，因此接受多次栓塞治療。二〇〇〇年四月因癌細胞轉移到骨骼，曾至台北某醫學中心就醫，並接受多種正在做臨床實驗的藥物治療，無奈病情仍未好轉，因此在同年的十月十八日因左側肢體無力而住進本院腫瘤病房。

黃先生有著削瘦的臉龐，短短捲曲的頭髮（因為打過化學治療，頭髮掉了之後又長回來），胸口上有幾處癌細胞轉移到皮膚所形成的結節，左側的肩胛骨附近有明顯的壓痛點，雙眉之間有著三條深深垂直的皺紋，以及一臉難過的表情。

在病情會談的過程之中，黃先生不斷地詢問是否還有更新、更有效的抗癌方法。由於黃先生的體能狀況已經很不好，所以我決定不讓病人再嘗試副作用大的治療方式，建議改採緩和醫療，希望能提昇病患的生活品質。

難以照顧的病人

住院之後，我開立了必要的止痛劑及軟便藥，結果黃先生不僅未按時服用，反而自行決定各種藥物的劑量。詢問之下，黃先生表示自己懂得藥物該如何調整，不用醫護人員操心。幾天後，我檢測其血液中尿素氮的濃度，以便查看是否有早期肝昏迷的跡象，結果報告顯示尿素氮非常高，但黃先生臨床上似乎還沒有那麼嚴重，實在令人不解。

經過多方的查證，黃太太才偷偷告訴我們，病人自行使用尿療法，每天喝自己的尿液，難怪檢驗數值異常升高。由於癌細胞轉移到脊椎造成疼痛，因此我安排局部的放射治療以減輕骨骼疼痛，照了一、二次之後，黃先生開始自行決定是否繼續，有時照，有時休息。

在接下來的日子裡，黃先生不斷地抱怨身體一直在退步。每次去查房，我都會在床旁櫃上看到一些抗癌食品或藥品，另外也有幾本抗癌成功者的見證，有國內的，也有日本的。

有一次我問他：「你覺得這些有效嗎？」黃先生沒有回答，只露出一臉的苦笑。我問他：「你身體的疼痛一直持續，疼痛會消耗你的體力並減弱你的免疫系統，爲何不定時服藥，使身體完全不痛呢？」他回答說：「我只要專心唸佛，有時疼痛就可以忍住了。」

日子一天天過去，黃先生仍不斷地自行服用中、草藥，找人做腳底按摩，甚至於自行決定打點滴的數量。住院期間，黃太太曾多次來找我，表示先生的病情愈來愈嚴重，但是他卻絕口不提任何以後的事，讓人又焦急、又擔心。

有幾次看到黃先生白髮蒼蒼的老父母來看他，黃爸爸有時坐在床尾沉默不語，有時則聊些無關緊要的時事新聞。黃媽媽則多半面容憂淒，常問我會不會有奇蹟出現。

有天夜裡兩點，黃先生被夢驚醒，大夜班的護士問他做了什麼夢，黃先生回答說我已無夢可言，又自言自語地說天為何還沒亮、還有那麼長的時間才天亮。看到黃先生眉頭深鎖，護士主動詢問是否有疼痛或不適，黃先生不耐煩地表示別煩他。護士晨間交班時向他道早安，他也以不悅的語氣，表示別煩他，不要打擾他。

有時黃先生的表情實在是愁苦萬分，詢問是否不適，他又搖頭表示沒有。在那段期間，護士們多次向我反映，實在不知道要如何照顧黃先生。

誰比你更愛他們？

日子就這樣過了五、六個星期，黃先生的身體愈來愈虛弱，眉頭也越鎖越深。我雖然知道他心中一定很苦，無法向他人傾吐，但他又不願主動對話，實在是無奈。

其實黃先生的個性和大多數的台灣男人很類似，有淚不輕彈、打落牙齒和血吞，絕對不在別人面前訴苦、示弱，連自己的妻子、家人也不例外。我只好暗地裡向上帝禱告，希望能有機會幫助黃先生將心裡的愁苦渲洩出來。

十二月六日下午三點，臉上戴著氧氣罩的黃先生，突然表情嚴肅地向護士表示，要立刻找到韋醫師，有很重要的事要告知。待我到了床邊，我看著眉頭仍然深鎖的黃先生，停了幾秒鐘，心中突然有一種感動，我說：

「我知道你已經很累了，不想再硬撐了，對不對？」

話才一說完，兩行淚水就從這位大男人的眼中流出，我心中很明白這是上帝聽了我的禱告，開了　道門，讓我能走進他的內心深處。我接著說：

「你知道自己是一家之主，是白髮父母的獨子，也是孩子心目中的一座山，你自認為一定不能倒下，一定要硬撐，當然會很累。主耶穌曾說：『凡勞苦擔重擔的人，可以到我這裡來，我就使你得安息。』你的靈魂來自於天父上帝，在息了地上的勞苦之後，仍舊要回到天上的家。至於你所擔心的家人，天父比你更愛他們，一定會繼續照顧他們的。」

聽了這番話，黃先生滿意地笑了，隨後我邀請他做了一個禱告，讓上帝的平安藉著信靠耶穌進入他的心中。

隔天早晨，護士發現黃先生眉頭上的三條皺紋不見了，更令人驚訝的是微笑竟然出現在他嘴角，主動要求要吃兩顆藥，覺得疼痛有明顯改善。次日早晨，黃先生就在家人的陪伴中，面容安詳地去世了。

恩典讓車速慢下來

幾個星期之後，病房舉行個案研討會，黃先生的情形再度被提出來討論。護士們表示實在不知道要如何照顧這樣的病人，要關心嘛被潑冷水，不關心嘛又看到他緊鎖的雙眉，實在不忍心。

此時我心中出現一幅圖象，罹患末期肝癌、即將面臨死亡的黃先生，就像是開著一部車高速前進，而路的盡頭則是堅硬的山壁，如果能在最後的一段路程中，將車速慢慢減下來，那麼當車子碰到山壁時，車內其他的成員，包括妻子、兒女、老父母等等，所受到的衝擊就沒那麼大，也就是說能善用最後一段時間，為終點的來臨做好預備。

相反地，如果車子不減速，反而加速前進，就像剛住院的黃先生，不斷地想要靠意志力、中藥、草藥、尿療法等等方式，來對抗已經病入膏肓的末期癌症，這就好像是不斷地踩油門。你可以想像當一輛高速奔馳的車突然撞上山壁時會有什麼結果，不僅駕駛身亡，乘客也一定會受重傷的，因為沒有辦法適應親人突然離去。

這個案例之所以非常特別，是因為大多數的癌症病患在就醫之後，都會願意將駕駛座讓出來，由醫護人員來調整車速，該積極治療時就加速，該安寧照顧時則減速；但黃先生卻是一直坐在駕駛座上，旁觀的醫護人員已經看到車子離山壁不遠了，而他卻絲毫沒有踩煞車，當然會令人捏一把冷汗。

所幸有臨終前兩天的一番談話，藉著上帝的恩典，使黃先生的車速慢了下來，也讓家人有一段預備的時間，終於沒有釀成大禍。

11. 只要我喜歡，有什麼不可以

拒絕化療的病人

范先生，二十六歲，二〇〇〇年十一月因右下腹疼痛至頭份某醫院求診，被診斷爲急性盲腸炎，因此接受了盲腸切除。

手術後，不僅病理報告顯示是轉移性腺癌，而不是急性發炎，范先生更出現了上腹疼痛的現象，因此他又到竹北某醫院就醫，經胃鏡檢查後證實是胃癌，盲腸的病灶是由癌細胞轉移所形成。家人隨即將他轉診至台北某醫學中心，經一系列檢查後發現，癌細胞已經漫延到整個腹腔，無法手術切除，只能進行緩和性的化學治療。

范先生在二〇〇〇年十二月接受了一次化學治療，但因身體很不舒服，因此就拒絕再做治療。在接下來的三個月當中，家人帶著他到處吃中藥、求偏方，無奈腹痛不減反增，最後終於因爲無法忍受的腹痛而至本院就醫，在二〇〇一年三月二十八日，由腫瘤科蔡醫師收治住院。

藥癮上身

范先生臉色蒼白、頭髮稀疏、滿面愁容，上腹部有明顯的腫塊及壓痛。住院後，蔡醫師立即開立了中效的類嗎啡藥物做靜脈注射，希望能迅速緩解范先生的疼痛；注射了幾次之後，范先生仍喊痛，並且向護士表示以前打過 Demerol 很有效，值班的醫師不疑有他，因此便給予注射 Demerol，范先生就不再喊痛了。

Demerol 是一種和嗎啡結構類似的藥物，其止痛效果只有嗎啡的八分之一，但它會使注射者產生欣快感，也就是很「High」的感覺，因此很容易養成毒癮；相反地，嗎啡具有較強的止痛效果，但會有嗜睡、嘔吐等副作用，因此使用在癌症病患的疼痛控制上，其成癮性小於千分之一。

在隔天查房時，蔡醫師由護士的口中得知，范先生可能已經有 Demerol 成癮的現象，推究其原因可能是他前幾次在不同的醫院住院時，醫護人員在缺乏長遠考慮的狀況下，爲了暫時緩解其疼痛，因此便多次投用 Demerol，使病患嘗試到前所未有「High」的感覺，如此就成癮了。

蔡醫師花了許多時間和范先生及其家屬溝通，詳細地說明了 Demerol 的成癮性以及癌症疼痛控制的正確做法，范先生和家屬都表示了解。蔡醫師也將原先的中效類嗎啡製劑更改成強效的嗎啡製劑，每四小時注射一次，希望能大幅減輕其腹痛，免得范先生會因爲腹痛而再度想要施打 Demerol。

隔天，范先生仍多次按呼叫鈴，表示所打的止痛藥都沒有效，只有 Demerol 才有效。蔡醫師再度向范先生及其家人說明，目前所使用藥物的止痛效果，遠超過一支五十毫克的 Demerol，要他別再要求施打 Demerol；但范先生仍吵鬧不休，表示自己願意慢慢減少該藥物的依賴。禁不住病人和家屬軟硬兼施地求情，蔡醫師只好無奈地同意范先生每天不得使用超過兩劑 Demerol。話才一說完，當天夜裡，范先生便要求值班護士給予第三劑，甚至於第四劑 Demerol。

次日早晨，蔡醫師發現范先生已經有強烈的成癮，便斷然拒絕再給予任何 Demerol，此時范先生便吵著要出院，其他家人也附和地表示病人已經是癌症末期，只要讓他舒服就好，管它成不成癮，醫生那麼不通情理，連這點忙都不願意幫。蔡醫師無奈地開立了止痛貼片及口服長效嗎啡交由家屬帶回，仍然希望能幫助范先生緩解其疼痛。

出院後，范先生曾斷斷續續地看了幾次門診，家人表示病人仍會到其他醫院打 Demerol。二個月之後就再也沒有看見他來就診了。

生命為何要延長？

在四月份的病例研討會中，范先生這個案例被提出來，討論的焦點就是對一個癌症末期病患，是不是只要讓病人覺得舒服、高興就好了，其他的事一概不必管，套一句幾年前的流行話，「只要我喜歡，有什麼不可以！」

經過主護護士將住院過程詳細說明之後，絕大多數的醫護同仁都認為癌末病患很可憐，來日無多，只要能給他們舒服就好了，至於會不會成癮，實在不必考慮太多。討論到最後，大家想聽聽我的意見，我則是表達相反的看法。

我問當天與會的同仁，如果有一天你的小孩對你說：二年前的九二一大地震，有二千多人一夜之間就罹難了，所以一個人能活到什麼時候根本無法預料，既然如此，父母親又何必天天要我去上學，去上學又要考試、又要聽訓、考不好會有挫折感回家也會挨罵，實在很痛苦；生命不可測，又何必過得那麼累，爸爸媽媽既然愛我，就讓我舒舒服服地過日子，打打電動、上上網、唱唱KTV、搖搖頭，想做什麼就做什麼，其他就不必管了。身為父母的你們會同意嗎？

對待癌症末期病人的態度，不僅是要像一個正常人般地尊重，更要珍惜他們所擁有剩下不多的時間，幫助他們找到生命的意義。一個人如果染上了毒癮，那麼他整天所思所想都是如何能得到藥物，以享受 High 的感覺，如果得不到，必定會偷、騙、搶、拐樣樣都來，不僅人格被扭曲，更會陷入深深的罪惡之中，那麼生命的延長又有什麼意義呢？

一路上有你

此時我突然想起一部以前看過的電影，片名是【一路上有你】。故事發生在美國一個純樸的小鎮，一個名叫賽門的十二歲男孩，從一出生就是侏儒。另一個名叫喬的同年齡男孩，雖然四肢健全、聰明靈敏，卻因為「父不詳」這個無法改變的理由，遭至全鎮居民異樣的眼光。他們兩個孩子因此成了無話不談的朋友。

在童年的世界裡，賽門和喬雖然受盡了歧視，卻因為彼此的陪伴，仍然得以「苦中作樂」。只是喬一心想知道誰是他的父親？母親的過去究竟是如何？而賽門卻非常在意他一生活著的目的為何？為何上帝把他的身體造得比一般的孩子還小？賽門的父母親認為生出這樣的小孩必定是一種咒詛，自然毫不疼愛他，不僅對他回不回家不在乎，甚至於不願意替身材矮小的賽門訂做冬天禦寒的毛衣。

雖然在這樣的背景下成長，賽門卻總是很肯定的告訴他的好朋友——喬，他雖然在身體上異於常人，但是他相信他的生命一定有特別的意義，上帝對他的一生必定有特殊的安排。

有一天在棒球場上，在眾人輕蔑的眼光中，賽門用力一揮將球打得又高又遠，不料卻打中了走在人行道上喬的母親溫媽媽，雖然送醫急救，但仍回天乏術。

對賽門而言，溫媽媽是世界上最愛他的人，不但親手為他織毛衣，每次見面總會給他熱情的擁抱，溫媽媽彷彿是上帝在一切厄運和苦難中，為他所預備唯一的安慰，這樣的一個人卻死在自己手上。對喬而言，這場意外使他成為孤兒。

晴天霹靂般地打擊，幾乎撕裂了兩個孩子之間長久以來所建立的友情。影片的最後，發生了一場令人怵目驚心的意外，一輛滿載學童的校車在雪地上，為了閃避一隻突然跑到馬路正中央的麋鹿，整輛車打滑失去控制，衝進冰冷的湖水中，霎那間全車的孩童都陷入一片驚慌、哭喊中，車上唯一的成年人司機先生，因頭部受到撞擊而不醒人事，這一位素來愛在水中練習憋氣的賽門，突然勇氣十足地對著全車亂成一團的孩子們喊話，要他們聽從他的命令，按步就班地逃生。

賽門利用平時憋氣的訓練，將一個個驚慌的孩子們送出車外。當湖水快要把校車全部淹沒時，賽門運用他小巧的身材，穿過被卡死只能開一半的氣窗，救出被卡在車後幾乎要喪命的幼童。最後賽門雖然逃出遭到滅頂的校車，但是卻因氣力用盡而死在醫院的病床上。

賽門的一生雖然只有十二年，卻像燦爛的火花，剎那間照亮了漆黑的夜晚。這樣的關鍵在於賽門相信自己的生命是有意義的，他相信上帝之所以會將他造得如此特殊，不是出於咒詛而是祝福，因此無論遭遇何種難以解釋的挫折和變故，賽門始終深信上帝在他的生命中必定有美好的計劃。

我告訴我的同仁，我也相信每個人的生命都不是偶然、毫無意義的。我相信上帝賜給每個人生命都像是這位主角賽門，是有計劃的、是有意義的，也是美好的。

罹患癌症的病人也不例外，我們在照顧這些病患時，不僅要努力地使他們肉體的痛苦減輕，更是要幫助他們找出生命存在的意義，就像是爲安寧病房寫金句的書法家田玉青，以及那位在臨終前饒恕了父親的楊嘉勝。只有當這些被照顧者的生命有了意義，我們這些照顧者的努力才有永恆的價值。

12. 一個特別的擁抱

精神科來的病人

羅女士，一九三六年生。一九九〇年十月由花蓮玉里療養院轉介至本院精神科就醫，家人說她罹患慢性精神分裂症已有十多年，常有聽幻覺，會自言自語、傻笑、經常認爲別人要弄壞她的身體、覺得自己很醜不想見人。

一九九二年三月，羅女士曾在精神科的日間留院病房定期追蹤，當時的專科護理師曾記錄一些她的過去，包括當她三十七歲時，擔任國小校長的丈夫因罹患肺結核去世，當時她已育有兩男兩女。先生的去世使她很害怕，一段日子之後羅女士開始有情緒不穩的現象，常打罵孩子或發脾氣。隔年她再婚，與原先的子女分居，隨後再度懷孕生下一男孩。

幾年後，羅女士開始會自言自語、無故發笑，有時會站在路旁對著路人罵髒話，因此先生帶她到花蓮玉里療養院就醫，前後住院兩次，然後才轉至本院。羅女士在精神科門診定期服藥追蹤，精神狀態時好時壞，這種情形一直持續到一九九九年十月。

隨後有三個月，羅女士都沒有回診。二〇〇〇年一月十三日，家人發現她幾乎整天都躺在床上，並且屁股已經爛了一個大洞，因此立刻將她送至本院急診室。當時羅女士不僅臀部有二十乘十五公分又深又臭的褥瘡，另外在上唇有一蕈狀八乘四公分會流血的腫塊，外科醫師立刻安排她住院。

複雜又麻煩的個案

住院後經過詳細的檢查與評估，外科醫師很迅速地為羅女士做了臀部傷口的清創術，以及上唇腫瘤的切片，後者經病理檢查證實是唇癌。接下來整形外科醫師準備進行唇部腫瘤的廣泛切除。

由於羅女士的身體狀況極差，再加上麻醉科醫師認為，在大手術之前必須先做氣管切開術，才能增加手術的安全性，因此家人都很遲疑，究竟要不要冒險動手術。

但是才經過幾天，上唇的腫瘤長得更大了，因此家人才決定動手術。羅女士在二〇〇〇年一月二十八日接受了氣管切開術、上唇全切除以及右側頸部淋巴腺摘除，然後從左前臂取肌肉皮瓣來縫補上唇的大傷口，接著再從左大腿取一塊皮膚來覆蓋左前臂的傷口。

手術後大約經過十天，正當傷口在癒合時，羅女士的右嘴角又長出一個一乘一公分的腫塊，外科醫師判斷是癌細胞有了局部復發，因此照會腫瘤科。在過完農曆春節的第一個上班日，我收到會診單，因此前往探視。

四肢倦縮、身材消瘦、體重不到三十公斤的羅女士躺在病床上，短短的頭髮讓人分不清性別，臉上插著鼻胃管，經過重建手術的上唇異常地突出，右嘴角有明顯復發的腫瘤，氣切管的開口暴露在外、管口隨時都有黃色的痰液，再加上一個幾乎看不見邊緣的大褥瘡，真是令人大吃一驚。

在了解了病情之後，我在會診記錄上草草寫下，一．使用口服抗癌藥，二．增加鼻胃管的餵食量，三．加強褥瘡的照顧，四．過段時間再評估狀況，然後就匆匆離開了。我心裡一面走一面想，還好外科醫師只是詢問我的意見，並沒有要我接手照顧此一複雜又麻煩的個案，不禁鬆了一口氣。

經過了一個星期，外科醫生再度爲羅女士進行手術，將左右兩側的臀大肌游離出來做成皮瓣，來覆蓋範圍極大的褥瘡。一週之後，外科醫師認爲手術已經告一段落，因此要求我收治羅女士並給予照顧。由於醫院內也不可能有其他醫師願意照顧此類病人，因此我只好硬著頭皮在二〇〇〇年一月二十二日將她轉至腫瘤科病房。

此時的羅女士除了有氣切的開口之外，薦部仍有八乘六公分、深度達三公分的褥瘡，兩側臀部有手術所形成的傷口長達數十公分，上面用類似釘書針樣的釘子縫合著兩側的皮膚，傷口裏面則有數條用來引流組織液的導管，右嘴角的腫瘤已經長成三乘三公分，左前臂有九乘五公分的皮膚缺損，左大腿仍有一處十乘十五公分取皮手術所留下的傷口。我拜託主護護士特別費心替她換藥、抽痰、用鼻胃管餵食、經常翻身、注意大小便，至於唇癌的部份則繼續使用口服抗癌藥。

被遺忘的病例

日子一天天過去，羅女士在護理人員的精心照顧下，病情略有起色，身上的傷口也有明顯的縮小。查房時，羅女士偶爾會舉起右手，然後很勉強地發出一聲「早」。

到了三月下旬，算一算羅女士已經住院住了三個多月，我很擔心因爲住院日數過長而遭到全民健保的核扣，因爲從申報的文字資料上，實在不容易看出要照顧這類病人是多麼的難；雖然她神智清楚、沒有發燒、能由鼻胃管餵食、也有大小便。因此我催促家屬要將病患帶回家繼續照顧。

但羅女士的家人表示，居家環境的條件很差，實在無法收容病人，最後折衷的結果是暫時將健保身份改成自費住院，等滿了十四天之後，再轉回健保。羅女士的女兒詢問我，這樣兩星期的全部費用大約多少錢，我不假思索地根據以往的經驗告訴她們大約要三、四萬元，家人表示可以負擔得起。

當兩星期的自費住院期滿時，羅女士的女兒來辦理繳費，一看到帳單，立刻氣急敗壞地跑到護理站來找我，因爲帳單上是七、八萬，而不是原先以爲的三、四萬，我也嚇了一跳，連忙請書記小姐將細目調出來看，才發現羅女士身上多處複雜傷口的清洗及換藥，要花上很多費用，每天三次乘以十四天，自然是可觀的數目。

看著她女兒一副不知如何是好的神情，我安慰她我們會想辦法的。當天下午，我立刻到社會服務室，將差額交給社工員，以仁愛基金的名義指定捐給羅女士，並交代社服室絕不能透露捐款的來源。在社服室的協助下，錢的問題總算是解決了，使我鬆了一口氣。

四月初，羅女士的病情開始惡化，嘴角的腫瘤又變得更大了，另外也出現吸入性肺炎及高燒不退，吾人雖盡力照顧，但仍無法改善病情，五月九日羅女士的呼吸道突然湧出大量鮮血，急救無效，宣佈死亡，當時正好無一家屬在身邊。

時間快速地過去，腫瘤病房裡的病人來來去去，醫護人員每天都會接到新的個案、面臨新的問題，像羅女士這樣的病人，其實很快就被遺忘了。

當向那應得的人施行

經過了大約一年，我鼓勵護理同仁將她們所照顧過的病人，若有特別感動的，可以寫出來，一方面與他人分享其中的甘苦，一方面也是記念我們所曾經照顧過的病患。幾天之後，羅女士的主護護士告訴大家，一段發生在羅女士和她之間的小故事，她說：

「當初接到羅女士時，實在是被她的外觀所震撼住，有氣切管、鼻胃管、尿管及傷口的引流管，再加上上唇的大腫瘤，全身的傷口、刺鼻的體味、傷口滲液的臭味，說眞的當時心裡想，最好別排給我照顧，但很不巧地羅女士的床位恰好是在我的主護區內，所以想躲都躲不掉。雖然她有一個兒子陪同，但是兒子年紀輕輕又有女友，所以經常外出，回到病房常是倒頭就睡，因此所有照顧的責任都落在我身上。

爲她換藥每天都得花上一個多小時，再加上每兩小時的翻身、拍背以及每三小時的灌食，常常讓我精疲力竭。每天上班前只要想到羅女士，鬥志便少了一大半，可是還是得做，只好抱著無奈的心情，以勉強擠進來的笑容來面對她。

大約是在三月中旬的某一天，上午例行的工作順利完成，恰好羅女士的兒子也在，於是我提議幫她洗頭並剪頭髮，在一陣手忙腳亂之後終於大功告成，我自認爲手藝還不錯，因此拿起鏡子給她照一照，但令人失望地羅女士一點表情也沒有，我想她可能不喜歡新髮型吧！

第二天如往常般地幫她換藥、翻身、拍背、灌食，離去前握握她瘦弱的手，替她蓋好被子，沒想到她竟然趁勢給我一個大大的擁抱，這突如其來的舉動讓我震驚、感動，以致熱淚盈眶，久久不能自己，之前照顧她的所有辛勞似乎都值得了。此後照顧其他病人時，我都懷著喜悅的心情，工作起來也就不覺得那麼累了，這樣的心態轉變都得感謝羅女士，給了我這麼大的感動及啓示。」

聽完這段故事，我一抬頭正好看到正對護理站的牆面上，掛著書法家田玉青爲安寧病房所寫的一段聖經，上面寫道「你手若有行善的力量，不可推辭，就當向那應得的人施行。」

我不禁想起當初第一次看到羅女士，心中實在沒什麼愛心、耐心來接手照顧這樣的病人。我想每一位行醫的人，都會希望看到自己照顧的病患有可能一天天的進步，然後出院，疾病能痊癒；但是對於像羅女士這類的癌症病患，上述的可能性幾乎等於零，那麼我們又要用什麼心情來面對呢？

最後的審判

經常會有人用「視病猶親」這個古老的格言，加諸在醫護人員的身上，當做對他們的期望，但是在現代社會中，大家又是如何對待久病纏身、毫無希望的親人呢？有避不見面的、有露個臉就走的、有擔心父母遺產尚未交代清楚而要求醫生一定要幫忙硬撐的、有病人已經昏迷而家人著急地要醫生開立診斷書以便到銀行將錢領出來花用的、有遠在外國的子女在病人危急時仍要詢問醫師究竟是不是眞的那麼嚴重，因爲擔心回國之後如果病患沒有立刻去世，那麼就會將假期用完而無法參加告別式……

我不禁要問「視病猶親」眞的有效嗎？如果醫護人員平常就對自己的親人不好，那麼他是不是也有權利不去好好照顧自己的病患呢？

當然，也有人大聲鼓吹「眾生平等」，希望醫護人員能一視同仁地對待每個病人，但是在眞實的社會裡，當醫護人員在面對一位有立法委員撐腰、有上級長官交辦、是達官貴人的家屬、某某財團的重要人物、家中某人是報社記者或是醫師同行的親人時的心情，和面對一位沒受過教育、是社會局名下的低收入戶、腦筋有障礙、有精神分裂疾病、身上有令人掩鼻氣味、五官有嚴重缺損、甚至於連病情解釋都聽不懂的病人時的心態，眞的有可能一視同仁嗎？

或許醫者本人能夠如此，但我想他的長官和同事也不會如此做。如果眞的要一視同仁，那麼是不是曾經有一次沒有盡心照顧甲病人，但是爲了要做到一視同仁，以後也不要盡心照顧乙病人了呢？

寫到這裡，我不禁要問「究竟身爲一位醫護人員，該當如何面對每一位不同的病患？」我記得聖經在馬太福音裡，有一段耶穌對門徒的教導，標題是「最後的審判」：

「當人子在祂榮耀裡、同著眾天使降臨的時候，要坐在祂榮耀的寶座上。萬民都要聚集在祂面前。祂要把他們分別出來，好像牧羊的分別綿羊山羊一般，把綿羊安置在右邊，山羊在左邊。

於是王要向那右邊的說：『你們這蒙我父賜福的，可來承受那創世以來為你們所預備的國；因為我餓了，你們給我吃；渴了，你們給我喝；我作客旅，你們留我住；我赤身露體，你們給我穿；我病了、你們看顧我；我在監裡，你們來看我。』

義人就回答說：『主啊！我們甚麼時候見你餓了，給你吃，渴了，給你喝？甚麼時候見你作客旅，留你住，或是赤身露體，給你穿？又甚麼時候見你病了，或是在監裡，來看你呢？』

王要回答說：『我實在告訴你們，這些事你們既做在我這弟兄中一個最小的身上，就是做在我身上了。』」

如果我們能明白這樣的眞理，將上帝所賜給我們的智慧、健康、才能用在每一個上帝所看重、需要幫忙的個體上，那怕只是　個又小又不起眼的人物，那麼我想社會上日漸沉淪的醫病關係，才可能有眞正的提昇。

Part 4 愛裡沒有懼怕

愛裡沒有懼怕；

愛既完全，

就把懼怕除去。

【約翰一書】四·18

13. 此起彼落的憂愁

憂憂愁愁的病人

王女士，五十五歲的家庭主婦，先生是退休的中學老師。一九九六年年初，發現右側的乳房有硬塊，起初不以為意，沒想到經過幾個月之後，腫塊有變大的趨勢，於是在四月十六日至本院的乳房外科門診就醫，醫師經過初步的檢查後高度懷疑是惡性腫瘤，因此立刻安排住院。

四月二十三日上午，局部切片的初步報告證實是乳癌，因此在當天下午便進行右側乳房全切除。手術後，傷口的癒合情形良好，因此外科醫師將王女士轉介到腫瘤科門診，目的是要進行輔助性化學治療。

五月七日我在門診，初次見到王女士，一般的身體狀況良好，我詳細地翻閱了病歷上的記載，隨後王女士便一連串地發問，例如「我為什麼會得這種病？」「現在究竟嚴不嚴重？」「手術會不會使癌細胞擴散？」「為什麼要做化學治療？」「做了又有什麼好處？」「副作用大不大？」「頭髮會不會掉光？」「醫生有多少把握可以治好我的病？」……

這些問題並不令我意外，因爲每一位剛罹患癌症的病患總是會有許多疑問與憂慮，自然會這樣問。我詳細地將她所有擔心的問題都做了說明，王女士才稍稍寬了心。

在接下來的八個月當中，王女士在腫瘤科門診一共接受了十二次的輔助性化學治療。在治療期間，王女士每一次總要問醫生「現在有沒有問題」、「要不要做什麼檢查」、「究竟癌細胞會不會復發」、「如果復發了要怎麼辦」……。

每三個月我都會安排胸部X光、肝臟超音波以及癌症指數檢查，儘管每次的結果都正常，王女士仍是非常擔心。

化學治療結束後，王女士回到乳房外科門診，由原先執行手術的醫師每個月定期追蹤，其間也都定期檢查癌症指數、胸部X光、肝臟超音波，另外也做了對側乳房的超音波及X光攝影，情形一切正常。

放不下的一顆心

到了二〇〇〇年三月，王女士在她的右頸部，發現了五、六個大小約一公分的淋巴結，於是她立刻掛我的門診，想知道究竟如何。經過詳細的身體檢查之後，高度懷疑這些腫大的淋巴腺應該是惡性的，再加上病人幾年前有乳癌的病史，有經驗的臨床醫師大概都會同意，這就是原先乳癌的癌細胞轉移到淋巴腺造成腫大。

聽到這樣的病情分析，王女士和她先生都顯得很緊張，不斷地問下一步該怎麼辦？我爲了慎重起見，仍然請外科醫師爲她安排淋巴腺的切片檢查，以確定是乳癌的轉移。

大約一星期之後，病理科醫師主動打電話告訴我，他看了王女士的切片，經過特殊染色，證實並非乳癌轉移，而是另一種癌症——惡性淋巴癌。

這兩者雖然都是癌症，但預後大不相同。如果是乳癌轉移，那麼癌症已經進行到第四期，平均的壽命大約只有一到兩年，完全沒有根治的可能。但如果是惡性淋巴癌，病人還有五至六成可以完全治癒的機會。

當我將這樣的消息告訴王女士時，她一點也沒有感到高興，仍然很擔心地問「下一步要做什麼？」「需要再打化療嗎？」「會掉頭髮嗎？」「要打幾次？」……

基於安全起見，我安排她住院，接受第一次惡性淋巴癌的化學治療。住院期間，王女士仍有許多的擔心，主護護士在護理記錄上寫著「王女士很關心自己的病情，對於抽血或檢查的結果，會不停地追問」。

經過了第一次治療，王女士右頸的淋巴腺腫大全部都消失了，這是一個好現象，表示治療的效果良好，根治的機會也提高了。當我把這種情形告訴王女士時，她才有了一點笑容，不過等到下一次看診時，她又開始擔心淋巴癌會不會復發、原先的乳癌會不會再發作。

從當年四月至七月，王女士一共接受了六次化學治療，頸部的淋巴腺腫大也都沒有再長出來，隨後我建議她，每個月回腫瘤科門診定期追蹤。

八月份複診時，王女士覺得右肩疼痛，擔心是不是癌細胞轉移到骨頭，我爲了使她放心，因此安排全身骨骼掃瞄；一週之後回診，我告訴她掃瞄的結果是正常的，她才稍微放下了心。

九月份複診時，王女士覺得右頸部曾經做過淋巴腺切片的地方又有腫塊，擔心癌細胞是不是從原來的地方再發起來，我告訴她那是傷口正常的結疤，纖維組織增生所以變得有點硬硬的，王女士聽了半信半疑，因此又再掛外科門診；聽到另一位醫師也持同樣的看法，王女士才不再追究這個問題。

十月份複診時，王女士覺得右側的肩膀比較突出，好像有腫塊；我詳細地做了身體檢查，認爲並無異常，但王女士仍不放心，因此我只好再安排軟組織超音波檢查，證實並無異常。如此的場景不斷地重演，聽到追蹤檢查的結果正常，王女士就會表示放心，但是到了下一次門診時，她又顯得憂心忡忡，一直在擔心疾病會不會復發。

從王女士這一連串的就醫過程中，我不禁在思考，究竟要怎麼做，才能使這些癌症病患遠離毫無止境的憂愁。

誰掌管明天？

其實王女士也並不是非常特別的個案，幾乎所有的癌症病患，都會有這種此起彼落的憂愁；當病情惡化時，病人便擔心下一次又是那個器官會出問題、接下來還有多少日子可活、有沒有靈丹妙藥可以藥到病除、身邊的人會不會因為自己生病太久了而不願意再照顧、醫生會不會放棄對自己的治療、接下去的日子會不會有很多痛苦……

當病情穩定或腫瘤縮小甚至於消失時，有些病人也會像王女士一樣，每天都很擔心癌細胞會不會再度惡化或復發、如果復發了要怎麼辦、醫生還有沒有更好的方法來治療，甚至於要擔心身上其他地方會不會長出另一種癌症？可見一個人憂愁的多寡和病情的嚴重度，並沒有絕對關連的。那麼我不禁要問：「一個人究竟有沒有可能不憂愁，特別是罹患癌症的病人」？

我記得聖經在馬太福音中，有一段耶穌對門徒的提醒，標題是「不要憂慮」，祂說：

「所以我告訴你們，不要為生命憂慮吃甚麼，喝甚麼；為身體憂慮穿甚麼。生命不勝於飲食麼？身體不勝於衣裳麼？

你們看那天上的飛鳥，也不種，也不收，也不積蓄在倉裡，你們的天父尚且養活牠。你們不比飛鳥貴重得多麼？你們那一個能用思慮使壽數多加一刻呢？何必為衣裳憂慮呢？

你想野地裡的百合花怎麼長起來；牠也不勞苦，也不紡線。然而我告訴你們，就是所羅門極榮華的時候，他所穿戴的，還不如這花一朵呢！

你們這小信的人哪！野地裡的草今天還在，明天就丟在爐裡，神還給他這樣的妝飾，何況你們呢！

所以，不要憂慮說：吃甚麼？喝甚麼？穿甚麼？這都是外邦人所求的，你們需用的這一切東西，你們的天父是知道的。你們要先求祂的國和祂的義，這些東西都要加給你們了。所以，不要為明天憂慮，因為明天自有明天的憂慮；一天的難處一天當就夠了。」

對於某些人而言，吃不飽、穿不暖是憂慮的最大原因，但是對於癌症病患而言，上述許多的問號則是憂慮的最大來源。我們明知道憂慮並不能使自己的壽數多加一刻，或使身量多加一肘，但仍是要憂慮，其實最根本的原因是人們無法知道明天究竟會發生什麼事，也就是無法預知未來，這就是憂慮的眞正原因。有人因此惶惶不可終日，有人則算命、交鬼、拜偶像、通靈、占卜、測字、看星象，無非是想要預知並掌握未來，得以趨吉避凶。

但上面這段記載卻告訴世人另一種看法，那就是上帝不僅將生命的氣息賜給每個人，更重要的是祂更看重每個人的生命，勝於空中的飛鳥、野地的百合花；如果我們相信上帝巨細彌遺、奇妙難測的創造，祂掌管著過去、現在與未來，並知道祂有如父親般地疼愛每一個人，我們才可能不對未來有極大的憂慮，所以耶穌接著告訴門徒說：

「你們中間誰有兒子求餅，反給他石頭呢？求魚，反給他蛇呢？你們雖然不好，尚且知道拿好東西給兒女，何況你們在天上的父，豈不更把好東西給求他的人麼？」

另一種迷思

在多年照顧癌症病患的過程中，我還發現另一種迷思，那就是癌症病患及家屬很容易以爲，醫生可以準確掌握病人的未來，因此千方百計地想看最有名的醫師，不僅如此還要走後門、拉關係希望能得到醫師特別關愛的眼神。

老實說，當一位醫生在治療病人時，引用的數據不管是百分之三十還是八十的有效率，他只是憑著自己或別人過去的經驗來治療，醫師本人並不能決定病人的預後，也就是說如果某甲和某乙所罹患癌症的種類、期別、細胞的分化度、癌症相關基因的表現……等等條件都一樣，而醫師也使用同樣的療法，那麼治療的結果也不是他所能控制的，可能二者皆有效、可能二者皆無效、可能某甲有效、可能某乙有效。

或許有些醫師會將治療有效的功勞往自己身上攬，在癌症病患和家屬的面前洋洋得意，像是再世的華佗；如果治療無效，則將責任推到病人和家屬身上，怪他們體質不好或沒有完全配合治療計劃。

其實只要仔細一想，醫生如果眞的能決定病人的預後，那麼爲什麼會有百分之七十或二十的失敗率呢？如果他眞的有此能耐，那他爲何不決定讓每個人都有效，這樣他不是更厲害、更讓病患和家屬佩服得五體投地嗎？又何必留下一些治療失敗的案例呢？

我希望每一位癌症病患和家屬都能明白，醫生不管醫術再高明，也是一個凡人，和一般人沒兩樣，也無法掌握未來。所以就算有再高明的醫術、冉精良的藥物，都不可能消除病患這些此起彼落的憂愁。

14. 一身紅衣的女子

難以止住的「痛」

古小姐，二十九歲，家住竹北，一九九八年三月罹患子宮頸癌，曾至某醫學中心就醫，先是接受放射治療，然後又做了多次化學藥物治療。

一九九九年六月，癌細胞轉移到脊椎造成神經壓迫。在九月至十二月當中，古小姐曾經有二十多次到本院的急診室就醫，甚至於曾一天看兩回，主訴都是嚴重腰痛，要求打止痛針。急診室的醫生曾多次通知我，並安排她住院接受疼痛控制，但古小姐總是在打完止痛藥之後，便拒絕再做其他治療。

到了十二月二十日，古小姐終於忍受不住刺骨的腰痛，願意住院接受治療。在住院會談時發現古小姐的臉孔消瘦，但依稀可以看出生病前姣好的面容，體重只剩不到三十公斤，短短捲捲的頭髮外面，包著一條紅色的頭巾，身上穿的上衣及褲子也都是紅色的。她的腰部及薦部有明顯的壓痛，幾乎不能翻身，一動就會痛得掉眼淚。

住院之後，我開立強效的止痛劑-嗎啡每四小時注射一次，但是在當天的大夜班裡，古小姐就拉了七到八次床邊的呼叫鈴，每次都是腰痛，痛到哭泣、發脾氣，夜班的護士不斷地在護理記錄上寫著病患喊痛，要打止痛針。

我一方面快速地往上調整嗎啡的劑量，另一方面則安排腹腔及骨盆腔的電腦斷層檢查，以便確定疼痛的原因，結果發現在骨盆腔薦骨的前緣，有一個大小大約八乘七公分的腫瘤，直接壓迫附近的神經並且侵蝕骨骼。

由於腫瘤與附近的組織有明顯的沾粘，所以無法用手術切除，再加上她之前在同樣的部位已接受過兩回合的放射線治療，劑量已經飽和，如果再做，會造成正常組織的壞死，因此放射治療也派不上用場，最後只好考慮再做化學治療；但古小姐強烈地拒絕，因為她覺得頭髮好不容易才長出來一點，絕不要再做治療造成掉髮。在沒有其他方法可想的情形下，我只能使用嗎啡來幫助她控制疼痛。

加了又加的嗎啡

在進行疼痛控制的過程中，我快速地增加嗎啡的劑量，從十毫克、二十毫克……一直加到一百或二百毫克，古小姐仍然經常喊痛，我另外也加上了許多種疼痛的輔助劑，包括類固醇、抗癲癇藥、肌肉鬆弛劑、抗焦慮劑，但無論怎麼用，疼痛改善的程度似乎都不大；曾經也想請麻醉科醫師幫她做脊椎硬膜的麻醉止痛術，但古小姐拒絕，所以也無法進行。

在不斷增加嗎啡劑量的過程中，醫護人員也曾懷疑過病患眞的有那麼痛嗎？但因爲使用嗎啡，並不會有類似其他毒品的欣快感（也就是很「high」的感覺），反而容易昏昏欲睡，因此使用在癌症病人身上，造成心理過度依賴（也就是成癮）的機率小於千分之一；在加上每次疼痛發作時，古小姐不僅會哭哭啼啼，還會冒冷汗，臉上有著痛不欲生的表情，實在是讓醫護人員縱然有懷疑，但還是選擇相信病人，因爲在癌症疼痛控制的教科書上寫著：

「疼痛是一種主觀的感受，因此無法替別人下判斷；如果醫護人員不能相信病患的陳述，此時就應該將病患轉介至另一醫療團隊，否則醫病關係無法建立。」

在三個多月的住院過程中，嗎啡的劑量曾調至史無前例的每天使用一萬到一萬二千毫克，古小姐仍表示疼痛還有兩三分，實在令人驚訝與不解。

有計劃的報復行動

二〇〇〇年一月中旬，古小姐向照顧的護士表達想要回家的意願，這時我才從每天都在處理疼痛的漩渦中抽身出來，很驚訝地發現在整個住院的過程中，只有古媽媽一個人在照顧。原本以爲大概是沒有其他子女，所以必須老媽媽一個人獨撐，沒想到由主護護士的口中得知，古媽媽育有六男二女，古小姐是排行第八的么女，最得父親的寵愛。幾年前古小姐曾向老爸爸撒嬌得了一大筆錢，結果惹得其他兄弟姐妹心裡很不高興，所以在她生病住院期間，幾乎不曾看到其他的家人來探望，更談不上來分擔照顧的責任了。

有一次古媽媽心臟不舒服，於是就到醫院內的急診室看病，醫生希望她能按時服藥，並且要有充分的休息，無奈實在沒有人願意來幫忙照顧，因此古媽媽只好在急診室打完點滴之後，拖著疲憊的身軀，再度回到病床邊，繼續照顧整日臥床、吃飯大小便都要人服侍的女兒。生病的是自己的子女，不願幫忙照顧的也是自己的子女，此情此景眞是令人唏噓不已。

二月下旬，有一次在查房時，古小姐告訴我說她昨晚做了惡夢，當時我並不以爲意，因爲做夢本來就是常見的事，更何況是身體虛弱的病人。可是在接下來的幾天，古小姐都說她又做了同樣的惡夢，夢見有許多可怕的魔鬼要抓她，把她嚇出一身冷汗，因此晚上都睡不安穩。我爲了了解事情的眞象，某天下午便特地抽空與她詳談。

在談話中得知她生病之前，長得很漂亮也很喜歡打扮，職業是髮型設計師。同時我才知道她爲何堅拒再做化學治療，因爲捨不得再掉頭髮。

十二年前她與一位警察結婚，育有一子一女。幾年前，先生開始有外遇，結果她是最後一個得知的。她看過幾次先生外遇的對象，姿色遠不如她，這點讓她更生氣，於是就辦了離婚，二名子女她也不要了，由前夫當監護人。

離了婚之後，她很快就交了一位男朋友。剛開始時男友對她甜言蜜語、百般呵護，得到她的信任之後，便開始找藉口向她借錢，她不疑有他地借了數百萬給男友，結果等錢到了手，這名男友便開始避不見面。經過了幾次爲了金錢而起的爭吵後，男友揚言要去找人作法術來害她。隔沒多久，她便得了嚴重的子宮頸癌（附註：子宮頸癌是好發於中、老年婦女的癌症，發生在二十多歲的女性並不常見）。她心裡愈想愈不甘心，於是也去找了一位江湖術士來作法，想要報復這名男友。

我問她用什麼方式來進行，她說用稻草紮成一個人偶，然後用細細的針在人偶的身上刺透、灑上幾滴血、然後再唸誦特殊的咒語。聽到這裡，實在令人有點毛骨悚然，我接著問她：「現在妳生病了躺在床上，這些事還能進行嗎？」

她冷冷地回答說：「我已經跟媽媽交代過，臨死前全身從裏到外都要穿紅色的衣服，我要變成一個厲鬼來報復他。」

此時我才恍然大悟爲什麼古小姐那麼喜歡穿紅色的衣服，原先以爲這只是她個人的喜好，沒想到竟然是一齣有計劃的報復行動。

饒恕七十個七次

聽到這裡，我深吸了一口氣，心中向上帝禱告，求祂給我特別的智慧來面對這樣的場景。我想到聖經中的一段記載：

「那時，彼得進前來，對耶穌說：『主啊！我弟兄得罪我，我當饒恕他幾次呢？到七次可以麼？』

耶穌說：『我對你說，不是到七次，乃是到七十個七次。天國好像一個王要和他僕人算賬。才算的時候，有人帶了一個欠一千萬銀子的來。因為他沒有甚麼償還之物，主人吩咐把他和他妻子兒女，並一切所有的都賣了償還。僕人就俯伏拜他，說：「主啊！寬容我，將來我都要還清。」那僕人的主人就動了慈心，把他釋放了，並且免了他的債。

那僕人出來，遇見他的一個同伴欠他十兩銀子，便揪著他，掐住他的喉嚨，說：「你把所欠的還我！」他的同伴就俯伏央求他，說：「寬容我罷，將來我必還清。」他不肯，竟去把他下在監裡，等他還了所欠的債。

眾同伴看見他所做的事就甚憂愁，去把這事都告訴了主人。於是主人叫了他來，對他說：「你這惡奴才！你央求我，我就把你所欠的都免了，你不應當憐恤你的同伴，像我憐恤你麼？」主人就大怒，把他交給掌刑的，等他還清了所欠的債。你們各人若不從心裡饒恕你的弟兄，我天父也要這樣待你們了。』」

我對古小姐說：「上帝就像是這一個主人，你過去所受的委曲祂都知道，但是我們也必須承認我們也曾經做過不好的事，有過邪惡的念頭也得罪過很多人，如果我們認罪悔改並向祂祈求，祂就會動了慈心，免了我們的債，饒恕我們的過犯，使我們的靈魂得以潔淨並且有權利進入祂爲我們所預備的天國；而如果我們不願意饒恕那些曾經傷害過我們的人，結果就會像這位惡僕人，被交給掌刑的來折磨。你之所以會每天做惡夢，嚇得冒冷汗，恐怕就是這個緣故。」

古小姐很認眞地聽了這些話，最後我邀請她做禱告，一方面邀請耶穌進入心中成爲平安喜樂的源頭，另一方面則祈求上帝賜給她力量，幫助她能饒恕這位曾經傷害她極深的男友；古小姐點點頭，表示願意。

再次見到的微笑

隔天早晨在查房時，古小姐神智清楚地笑著說：「昨晚睡得很好，沒有再做惡夢了。」

接下來的幾天，發生了一件更奇特的事，之前一直有增無減、弄得醫護人員焦頭爛額的嗎啡用量，竟然在古小姐沒有疼痛主訴的前提之下，快速地減少了，眞是不可思議。

三月底，古小姐的大哥和大嫂來探望她，她向他們表達歉意，知道自己不應該亂花父親辛辛苦苦所賺來的錢，惹得兄弟姐妹生氣。哥哥表示諒解，願意不再計較這些事。

接下來的幾天，古小姐仍舊穿著紅色的衣服，只不過微笑經常掛在她的嘴邊，不再給人有可怕的聯想了。

四月六日，她平安地離世，享年二十八歲又八個月。

15. 不一樣的生日

「有口難言」的病人

郭先生，五十一歲，家住竹東。一九九〇年罹患喉癌，因此接受了全喉切除術及氣管造口。

二〇〇〇年五月，郭先生又因爲咳嗽及胸口不適，再度至台北榮總就醫，經過一連串檢查後證實是罹患末期肺癌，隨後開始接受抗癌藥物注射。

五月底，郭先生因爲吃不下東西、嚴重嘔吐及發燒，因此到本院急診就醫，然後住進病房。當時的郭先生臉色蒼白，頭頂因掉髮而顯得光滑，脖子正中央有一處氣管造口，想要說話時必須用一個罩子樣的器材將造口套住，另一端有一根透明的小管子含在口中，然後運用胸部吐出的氣流來發出聲音。

初次聽到這種聲音，覺得怪怪的，因爲聲調都一樣，很像是卡通節目中，機器人說話的聲音。經過妥善的照顧，郭先生在住院兩週後順利出院。出院後，郭先生繼續到台北榮總接受化學治療。

八月下旬，郭先生因為嚴重的背痛而再度至本院就醫，我高度懷疑是癌細胞轉移到骨骼，因此安排全身骨骼掃瞄並給予疼痛控制，待病情穩定後，於八月底出院。

沒想到出院不到五天，郭先生再度因為嚴重的嘔吐及右側胸痛而住院，身體檢查的結果顯示癌細胞已經由右下肺葉向外侵犯到肋骨，造成厲害的疼痛，因此我除了給予一般的支持療法之外，也開始投予適當的疼痛控制。

經過了幾天的治療，郭先生雖然沒有再出現嚴重的疼痛，但體力似乎愈來愈差，食量日漸減少，下床活動的時間也愈來愈少。

不願也不敢睡

接下來的連續幾天，有幾位護士來向我反映郭先生晚上都不睡覺，問他是不是有疼痛或不舒服，郭先生都搖頭，值班的護士建議幫他注射幫助睡眠的藥，或是吃一顆安眠藥，郭先生也不要，因此護士們問我該怎麼辦？

其實我也覺得納悶。隔天查房時，郭太太還沒去上班，我試著詢問郭先生為何晚上不睡覺？郭先生有點不好意思地指指他太太，於是我的眼光也移到郭太太的臉上，郭太太這才說郭先生喜歡利用晚上的時間和她說話、聊聊天，因為她白天在新竹縣衛生局工作，晚上又要經營一家卡拉OK以維持家用，所以經常是午夜時分才能到病房來，因此郭先生只能利用這段深夜的時間和妻子說話。

郭太太接著又說，雖然她知道先生希望她整天都能陪他，但是家中的生計也要照顧啊！實在是分身乏術。經過了這番解釋，大家才知道郭先生爲何晚上不睡覺了。

九月上旬的某天上午查房時，郭先生用特殊的發聲器向我詢問：「我是不是沒救了？」我眼光注視著他，考慮了幾秒鐘，然後輕輕地點點頭。雖然他沒有問其他問題，例如「我還有多久可以活？」「走的時候會不會很痛苦？」……等等的問題，但我心裡知道該是注重他靈性照顧的時機了。

由於信仰的緣故，我會固定邀請一些教會內熱心的弟兄姊妹，在每個星期六的下午來到腫瘤及安寧病房內，爲這些受苦的病患及家屬唱唱詩歌、爲他們做祝福的禱告，順便也將上帝對世人的愛傳遞給願意接受的人。我拜託他們多去探望郭先生，希望他能得到天父所賜的平安與喜樂。

老芋仔的憂慮

日子又過了一、兩星期，有一天在查房之後，郭太太特地到護理站來找我，說是要告訴我一件特別的事，她說：

「我潛心向佛已有多年，經常吃齋唸佛經，也常常邀請我先生跟我一起唸佛，可是他都拒絕。奇怪的是，韋醫師你那些教會的朋友第一次來看我先生，爲他唱詩歌，我先生臉上不僅有甜美的笑容、更有一種很難形容好像很滿足的感覺，眞是奇怪啊！而且屢試不爽，每一次聽詩歌，每一次都會有同樣的表情，眞是不可思議！問他爲什麼會這樣，他總是笑而不答。」

郭太太很認眞地問我爲何會這樣，我笑著回答說：「只要郭先生喜歡就好。」郭太太接著又說：「我也去問了我的師兄師姊，爲何會有如此的差別，他們告訴我這大概是緣份吧！如果郭先生和他們有緣，那就順著他吧！」

某天查房時，郭先生用發聲器，指著他太太說「老芋仔」，剛開始大家都聽不清楚是什麼意思，要求他再說一遍，郭先生只好又用力地說了一次，接下來的氣氛變得有點尷尬，因爲大家以爲郭先生是在數落郭太太，此時我心中突然靈光乍現，似乎讀出了郭先生的心理語言，因此我說：

「你不要亂講，你太太仍然很漂亮，是你自己因爲生病而變成老芋仔，但是不用擔心，我相信就算是你眞的變成了老芋仔，你太太仍然很愛你。」

聽完了這番話，在場的人都笑了，郭先生和郭太太交換了一個眼神，一切盡在不言中。

不被迷信所拘禁

郭先生的身體狀況持續地退步，意識時而混亂、時而清醒。有一天下午，郭先生吵鬧不休，一下子要拔點滴管，一下子要扯尿管，一下子又掙扎著要下床，混亂中，郭先生的發聲器也不知道扔到哪裡去了，護理人員只好拿紙和筆給他，試著要溝通，郭先生寫了幾個字，但實在是看不出任何具體的意思，大家只好東猜西猜，是不是哪裡疼痛、大便解不出來、肚子餓、想回家…，經過了一番折騰，大家才猜出原來是「想要看一看郭太太」，大家只好緊急聯絡郭太太到場，才結束了一場紛亂。

接下來幾天，郭先生常常用手式表示自己快死了，弄得大家心裏都不太好受，因爲不知道要如何安慰他。此時的郭太太也很著急，不知如何是好。十月十九日下午，我再度到病房探視郭先生，郭太太望著半睡半醒的丈夫，對我說：「我先生昨晚對我說，希望能接受洗禮，成爲正式的基督徒，想拜託韋醫師幫他達成這個心願。」

聽了這番話，我仔細地問郭太太：「你吃齋唸佛這麼多年，而你先生卻要選擇一條不一樣的路，你不會反對嗎？」

郭太太表示說因爲她愛郭先生，所以不會計較個人的立場，只求能完成先生的心願。我隨口問了一句：「你們之間差幾歲？」

郭太太突然想到隔天、也就是十月二十日是郭先生的生日，她接著說：「自從他一九九〇年因爲喉癌開刀之後，家裡就再也沒有幫他過生日了！」我問她爲什麼，她說：「不敢過生日，因爲民間習俗有人說，生病的人過生日就好像是在閻羅王面前大張旗鼓地遊行，會提醒閻羅王早點將他提去。」

我告訴郭太太：「郭先生的日子已經不多了，與其被這些嚇人的迷信所限制，到不如讓他好好過個生日，一家人甜蜜的團聚，留下一個永恆的回憶，我也順便邀請牧師爲他施行洗禮。」

郭太太同意這樣的提議，接下來大家就分頭進行。郭太太立刻通知遠在高雄讀大學的兒子連夜趕回來，也安排讀高中的女兒隔天早上請半天假，我則是連絡教會的鄒傳道，以及多位常常來探訪郭先生的弟兄姊妹隔天能來病房，另外則是請護理人員幫忙買鮮花、訂生日蛋糕，也請病房的陳護理長準備照相機，以便留下一些歷史的鏡頭。

重生的日子

十月二十日早上十點半，郭先生的妻子和兩名子女都來到病房，再加上鄒傳道、七八位教會的弟兄姊妹以及病房的醫護人員，使得一間原來還算寬敞的單人病房變得有些擁擠。

一開始，鄒傳道請在場的基督徒弟兄姊妹爲郭先生全家禱告，祈求上帝的祝福與平安臨到這一家，接著鄒傳道仔細地告訴郭先生說：

「洗禮是一件非常神聖的儀式，它表明一個人與主耶穌的聯合，也就是與耶穌同死同復活，藉著耶穌在十字架上所流出的寶血，將一個人過去所有一切看得見、或不為人知的罪惡都洗淨。從今以後，這個人便和天父上帝之間重新確認了父子關係，天父不再記著他原先所犯的罪，並且要將永遠的生命賜給他；這個人和其他的基督徒成為一家人，都是弟兄姐妹，天父是共同的大家長；這個人也可以對著一切邪惡的勢力、綑綁人的力量宣佈，從此一刀兩斷，這些權勢包括名利、財富、地位、驕傲、忿怒、淫亂、恐懼、自卑、貪婪……再也不能在他的生命中做主宰。」

接著鄒傳道在眾人的見證之下，爲郭先生施行點水禮，教會的弟兄姊妹爲他唱「現在活著的不再是我，乃是基督在我裏面活著……」，每一位弟兄姊妹都輪流到郭先生的面前和他握握手並祝福他。鄒傳道拿起吉他，大家一起唱「生日快樂歌」，鄒傳道接著又說：

「基督徒有兩個生日，第一個生日是離開母腹生下來的日子，第二個生日就是受洗的日子，它代表一種生命的重生，由一種會朽壞、老去的有限存在，轉變成另一種可以永遠長存的生命形態。」

接下來，負責照顧郭先生的護理人員獻上一束鮮花，大家也切了一個黑森林巧克力蛋糕，郭太太很輕柔地餵他吃了幾口，最後鄒傳道要在場的每個人和郭先生的一家人手牽手，然後再一次祈求天父，將出人意料之外的平安與喜樂，滿滿地圍繞郭先生一家，也告訴家人以後在天國會有永不離散的團圓。

此時，似乎有一種特別的感動在房間內流動著，很難用言語來形容，不過我想應該是「愛」的感覺吧！上述這些場景，都被陳護理長的照相機記錄下來了。

隔天清晨，郭先生就在家人的陪伴下，面容安詳地離世了。過了兩個星期，郭太太將先生的後事辦好了之後，特地回到病房來，向醫護人員道謝。

陳護理長將郭先生生日當天的照片拿出來給郭太太看，郭太太是又感動、又高興，一直翻看個不停，希望護理長能將這些照片借給她帶回家，讓所有的親朋好友都能看見郭先生在臨終前一天，全家人團聚在一起，甜蜜地過生日的鏡頭。陳護理長對郭太太說：「這相冊原本就是要送給你們全家的禮物」，郭太太滿心歡喜地拿著它，像是找到稀世珍寶般地興奮。

最後，我為這段故事下了一個標題：「不一樣的生日」。

16.從頭再續父子緣

十六歲的小病人

楊小弟，一九八一年八月二十三日出生，家住竹南。健康情形一向都很好，但到一九九六年底，他開始覺得左大腿靠近骨盆處會有間歇性的疼痛。

因爲這個問題，他看過幾家大、小醫院，醫生大多診斷是扭傷或肌腱韌帶發炎，因此開立一些消炎止痛藥給他；也有醫師懷疑是脊椎骨有問題，壓迫到神經才造成腿部有轉移性的疼痛，幫他照了腰椎的X光，但也沒發現什麼問題。

這樣的情形一直持續到一九九七年十月，楊小弟發現他左大腿靠近身體的部位摸到有腫塊，因此有位醫師爲他照了局部的X光，發現骨骼有被破壞的現象，才將他轉診至台中榮民總醫院的骨科，接受進一步的檢查。

經過了核磁共振攝影及局部的組織切片之後，醫師證實楊小弟罹患了罕見的骨癌，因此安排他接受手術，在保留肢體完整的前提之下，將癌組織儘量切除乾淨；在手術之後，接著進行輔助性放射治療以及抗癌藥物的注射。雖然手術及其他治療的過程很辛苦，但楊小弟都忍耐地走過來了，因爲醫生告訴他有很大的機會能夠將癌症治好。

無奈好景不長，一九九八年九月初，楊小弟開始出現明顯的背痛，幾天之後，竟然下半身變成完全癱瘓。家人緊急將他送到台中榮民總醫院的急診室，醫師立即安排脊椎的核磁共振攝影，發現第十、十一、十二胸椎以及第五腰椎，都出現嚴重的轉移性病灶並且壓迫到脊髓，因此隔天便進行脊椎手術，將腫瘤切除並進行局部減壓；雖然手術本身很順利地完成，但卻改變不了楊小弟下半身完全癱瘓的命運。

隨後，醫生又發現癌細胞轉移到兩側的肺臟、肋膜以及多處的肋骨，造成厲害的疼痛。由於病況已經是完全失控，絲毫沒有再治癒的可能，因此家人決定將楊小弟由台中接回新竹，以便就近照顧。

十一月十七日，楊小弟躺在救護車上被送到本院急診室，然後住進病房。身體檢查的結果顯示，他在肚臍以下沒有任何知覺、肛門口鬆弛沒有一點收縮力、下半身完全癱瘓、臉色蒼白、有輕微的掉髮、會陰部插著導尿管、左肩及兩側肩胛骨中間的部位有明顯的壓痛點、臀部有個三乘三公分的褥瘡、左大腿有一處三十公分長的疤痕、下背部也有一處長約四十至五十公分的手術痕跡。雖然楊小弟整體的外觀，並沒有出現癌末病患常見的極端消瘦，但因長途坐車以及剛經過身體的搬動，楊小弟疼痛難忍地一直冒冷汗。

歌手VS.歌神

在詳細地了解了楊小弟的過去病史之後，也知道無法再針對骨癌做什麼，因此治療的目標便著重在如何緩解病人的痛苦。護理人員很快地幫他注射適量的嗎啡，以減少左肩、右胸及每一次左右翻身都會引發的嚴重疼痛，另外也幫他處理大便不通以及長期放置導尿管所造成的尿路感染等問題。經過了大約兩個星期，楊小弟肉體上的不適已經有明顯的改善，雖然在翻身擺位時仍有些許的背痛。

在護理人員的愛心與努力之下，要控制楊小弟身體的痛苦並不是太困難，眞正的難題是要如何照顧一個即將面臨死亡的十七歲生命。雖然我並不是第一次照顧如此年輕的癌末病患，但是如果比起照料一些年齡較大、已經走過生命各種時程的病患，照顧楊小弟實在是有更大的壓力。

還好上帝在這個時刻，讓我認識了一位鄒昌富傳道，他原先是一位吉他彈得很好的民歌手，後來成爲基督徒並且奉獻他的生命，要將上帝對世人的愛傳揚開來，因此我拜託鄒傳道去看看楊小弟。

十二月初的某個下午，鄒傳道帶著吉他去探視楊小弟，爲他唱了幾首自己作詞譜曲所寫成的歌，兩個人聊了一下。隔天早上，我從楊媽媽的口中得知楊小弟在聽鄒傳道唱歌時，臉上浮現著輕鬆的微笑，楊媽媽補充地說，楊小弟被病痛折磨得已經很久沒有笑了；當鄒傳道離開病房之後，楊小弟很幽默地跟媽媽說：「他說他是歌手，沒什麼，因爲我是歌神！」原來楊小弟平常喜歡唱歌，歌喉也還不錯，曾得過比賽的獎項。經過了多次的探訪，楊小弟和鄒傳道愈來愈熟稔，因此改口稱呼他爲「鄒大哥」。

迷信的爸爸

住院了一段時間，我發現楊小弟整天幾乎都是由楊媽媽一個人在照顧，父親似乎都沒有出現過。我爲這個問題向照顧的護理人員詢問，她們回答說好像看過一位年紀很大的外省籍伯伯來過，應該是楊小弟的父親，每次都停留不久就走了，好像還會和楊媽媽起口角。

聽到了這樣的答案，心裏挺納悶的。有一次遇見鄒傳道，聊到楊小弟的家庭狀況，才知道楊小弟和父親之間，有一段不爲人知的過去。

楊伯伯和楊媽媽的婚姻，像是幾十年前常見的樣版，楊伯伯是退役老榮民，一九四九年隻身來台，前半生都給了國家，等知道反攻大陸無望而想在台灣落腳生根時，早已過了五十歲，後來經人介紹認識了楊媽媽。

楊媽媽的家境很不好，根本沒有辦法按著當時的本地習俗，爲她準備一筆嫁妝，因此同意她嫁給楊伯伯，爲的是可以省下一大筆結婚的開銷。結婚之前，楊伯伯告訴楊媽媽他只大她十幾歲，結婚之後看了身份證，楊媽媽才知道楊伯伯足足大了她三十歲。

婚後的第一個小孩是女兒，二年後楊小弟也出生了。由於生長的背景南轅北轍，再加上年齡的懸殊差距，他們婚姻中的磨擦就越來越多了。當楊小弟還很小的時候，有一次楊伯伯帶他一起去算命，結果不知道爲什麼，算命先生告訴楊伯伯說，他們之間沒有父子緣。聽了這樣的一席話，楊伯伯竟然開始懷疑楊小弟並不是自己的親生骨肉，因此不再疼愛他。

楊小弟六歲的時候，楊伯伯和楊媽媽就分居了，姊弟兩個跟著爸爸生活。楊伯伯受了算命先生的影響，經常對他打罵，常跟別人說楊小弟的個頭很小，根本就不像他有著高大的身材，所以一定不是他親生的。

等到楊小弟進入青春期，身體快速地長高、變壯之後，楊伯伯又跟鄰人說楊小弟的皮膚太白皙，一點也不像他有著黝黑的膚色；反正是正看不順眼，斜著看也不順眼。

那些年間，兩個孩子偶爾會去找媽媽吐吐苦水，楊媽媽曾經希望姐弟搬來和她一起住，但孝順的楊小弟說：「爸爸年紀大了，身體也不好，如果我們沒有和他住在一起，就沒有人照顧他了，爸爸就會很可憐。」經楊小弟這麼一說，楊媽媽也就不能再堅持什麼了。

善意的謊言

一九九七年，楊小弟的骨癌被正式診斷出來的前幾個月，楊小弟曾在某個加油站打工賺錢，由於骨頭的疼痛愈來愈厲害，有一天他不得不向工作的單位請病假，當時的楊伯伯還大聲責罵他，認爲他一定是因爲偷懶，不肯去打工，所以才裝病。當楊小弟的病被診斷出來之後，楊伯伯就把他推給楊媽媽，要她負責照顧罹患骨癌的楊小弟。

楊媽媽一個人帶著他就醫，當台中的醫生告訴她楊小弟已經病入膏肓、來日無多時，楊媽媽幾乎要昏倒在護理站，勉強打起精神之後又不知如何是好，因此一個人在偌大的醫院裡毫無目的的走了幾個小時，最後她強顏歡笑地回到病房，打算隱瞞病情。

她告訴楊小弟說：「醫生認爲你的病情雖然嚴重，但是還有治好的機會。」

楊小弟問媽媽說：「醫生說有治好的希望，那機會有多大呢？」

楊媽媽刻意誇大地說：「有百分之九十以上。」

楊小弟聽了這樣離譜的答案，知道媽媽是在欺騙他。雖然楊媽媽始終不願意將醫生說的話告訴他，但楊小弟以他童年多受磨難所啓發的智慧，早已猜出了大概，不過他卻反過來安慰楊媽媽說他會好起來的。

饒恕曾經傷害我們的人

知道了這樣的故事，眞是令人心酸，我只好拜託鄒傳道常去看楊小弟。在一次又一次的聊天當中，鄒大哥將他過去的經歷和楊小弟分享。

鄒傳道的父親也是退伍老兵，後來在花蓮成家；鄒伯伯生性易怒而嚴苛，經常打孩子們的耳光，嗜酒且好賭，後來喪命於一場意外的車禍。母親隨後改嫁，帶給他心靈極大的傷害，於是他對生命的本質起了很大的疑惑，想問的是生命究竟有沒有方向與答案？文學、哲學、心理學、寫詩、彈吉他、玩樂、甚至於放縱自己都沒有辦法給他答案。

在他二十四歲時，因爲消化性潰瘍導致胃出血，住進了台大醫院。當時的他已經萬念俱灰，再也找不到活下去的理由。就在這時刻，有一位實習護士向他傳基督的福音，他的生命才脫胎換骨，不僅接納了自己，更藉著神的愛原諒了母親。上帝使用他的音樂才華，以一把吉他彈唱著旋律和歌詞都來自於上帝的詩歌，安慰了許多受傷的心靈。

聽了這樣的眞實見證，楊小弟也願意接受這個信仰，於是某天下午，鄒傳道邀了幾位教會的弟兄姐妹，在病床前爲楊小弟施行洗禮。在洗禮之前，鄒傳道很仔細地告訴楊小弟說：

「因著神的兒子耶穌在十字架上所流的寶血，已經洗淨我們一切過犯，因此天父就不再記著我們曾經所犯的罪，所以每個基督徒也要饒恕那些曾經傷害過我們的人，這是神的命令。」

鄒傳道詢問楊小弟願不願意藉著神所賜的力量，饒恕曾經傷害他的人，特別是傷害他極深的親生父親，楊小弟堅定地說「願意」，於是鄒傳道便爲他施行點水禮。洗禮之後，楊小弟像是開竅般地說：

「我知道生命不在乎長短，而在於有意義。」

跟他一同復活

生命的重生似乎是眞實的，雖然楊小弟仍然必須整天躺在病床上，翻身擺位時也仍然有疼痛，但是他不再將所有的焦點都注視在自己的病痛上。當他看見對面床的老伯伯身旁都沒有人照顧時，楊小弟會拜託媽媽也能幫助老伯伯，餵他吃東西，甚至更換尿布。

十二月中旬，已經在病床上躺了三個多月的楊小弟，希望能出去走一走，順便回竹南的老家看一看，因此我和病房的陳鳳妹護理長及鄒傳道敲定了時間，約定要在十五日下午帶楊小弟出去。

當天早上的天氣並不好，還下著雨，沒想到在下午要出發之前的一個小時，不僅雨停了，太陽還露了臉，於是我用活動推床，在楊媽媽、鄒傳道和陳護理長的共同協助下，將楊小弟癱瘓的身軀移進了鄒傳道的福斯 T4廂型車。一路上車子由我駕駛，鄒傳道則用 V8攝影機記錄楊小弟的聲音和影像。在老家繞了一圈之後，鄒傳道建議到造橋的一處禱告山去看一看，楊小弟很高興地同意。

當我把車子停妥之後，鄒傳道將車子的門都打開，讓楊小弟能用力地吸一吸流動的空氣，仔細地看一看大自然秋冬的景色。當地的負責同工得知有這樣一位特別的小病人來訪，紛紛放下手邊的工作，大家圍繞著楊小弟和媽媽，一起唱了幾首好聽的詩歌，然後輪流地爲楊小弟禱告，楊小弟將眼睛輕輕地閉起來，臉上的表情像是在盡情地享受著天父上帝所賜的美好天氣、大自然的聲音以及眾人的關心。

三個小時之後，我們將楊小弟送回病房。說來奇怪，當車子停靠在急診室時，天空又開始下起了雨，上帝似乎默默地祝福這段旅程。

一月十五日，楊小弟看到看到對面床的老伯伯死去，心裏感到很害怕。鄒傳道得知了這樣的訊息，於是便和楊小弟說：

「人的軀殼有一天一定會朽壞，但重要的是我們裏面的靈魂可以藉著信靠耶穌而回到天上的家，所以聖經上記載著：『弟兄們，關於已經死了的人，我們希望你們知道一件事，免得你們憂傷，像那些沒有盼望的人。我們相信耶穌死而復活，所以，相信上帝也要使那些信耶穌而已經死了的人跟他一同復活。我們現在照著主的教訓告訴你們：我們這些在主再臨那一天還活著的人，不會比那些已經死了的人先跟主相會。那時候，將會有號令的喊聲、天使長的聲音、上帝號筒的響聲，而主本身要從天上降下。那些信基督而已經死了的人要先復活；接著，我們這些還活著的人都要跟他們一起被提到雲裏，在空中與主相會。從此，我們就永遠跟主在一起了。所以，你們要用這些話彼此安慰。』」

聽完了鄒大哥的解釋，楊小弟便不再害怕了。接下來幾天，楊小弟在鄒傳道的協助之下，不僅自己填立了臨終時拒絕心肺復甦術的聲明書，還將他學生平安保險的死亡給付、打工所存的積蓄、心愛的玩具都做了安排，他也告訴鄒大哥要如何替他辦理追思禮拜、在棺木中要穿什麼衣服。楊小弟很清楚、很穩重地一一安排這些事。

你是我的親生兒子

一九九九年一月二十日的早晨，楊伯伯來看楊小弟，當時的他已經出現呼吸困難的症狀，雖然我加重了藥劑，但他仍然必須一直戴著高濃度的氧氣面罩。陳護理長眼見機不可失，立刻到楊小弟的病床邊，小心地對楊伯伯說：

「楊小弟的病情已經很嚴重，日子也不多了，但是他非常在意你究竟有沒有認他這個兒子，如果這個問題沒有解答，那麼我相信他會帶著深深的遺憾而離開這個世界；更何況就算他眞的不是你的親生兒子，你們在一起生活了十幾年，而他也很孝順，也可以稱得上是你的兒子了。你願不願意成全楊小弟臨終的願望？」

楊伯伯點點頭，於是陳護理長帶他走到楊小弟的眼前，楊伯伯拉著楊小弟的手，輕輕地對他說：「我相信你是我的親生兒子。」

隔天早上，楊小弟跟媽媽說昨晚他夢見有許多人和他一起大聲唱歌，而且還有錄音。當天晚上，楊小弟已經進入了彌留狀態，鄒傳道趕來陪伴他，楊媽媽抱著他的頭，一面流淚，一面唱著：「世上只有媽媽好，有媽的孩子像個寶……」。二十二日的清晨，楊小弟平安地離世，從媽媽的懷抱被接到耶穌的懷抱中。

一週之後，鄒傳道和教會的弟兄姊妹，爲楊小弟在北大路浸信會辦了一場簡單但卻充滿溫馨的追思禮拜。楊小弟穿著一件紫色的詩袍，面容安詳地躺在棺木中，像是睡著了，弟兄姊妹將一朵朵的小雛菊放在棺木上，代表深深的不捨與祝福。

死亡不再成為攔阻

原來以爲楊小弟的故事在此已經劃下了句點，沒想到半年之後，我突然接到一張由竹南寄來的邀請函，打開一看原來是楊伯伯爲了紀念楊小弟，特地選在八月二十三日他的生日時，邀請楊小弟生前的同學與好朋友到竹南的浸信會，舉行一場追思禮拜。

當天，大家在一起觀看鄒傳道先前所拍攝的V8，楊小弟活生生地又出現在大家眼前，隨後老邁的楊伯伯緩緩地走上講台，用著濃濃的外省口音，感謝大家的參加並提到楊小弟的種種……。看著這樣的畫面，實在令人感動萬分。

十七歲的生命，實在是要比一般人來得短。當一個人在面對死亡時，世上一切看得見的事物都變得沒有價值，也就是說沒有人會在死亡來臨前，因著自己擁有兩部賓士汽車、三棟房子、一百張股票、兩頂博士帽、幾張獎狀等而感到滿足。

其實你不妨好好地回想一下，從小到大，曾經令你感動萬分的事，都是來自於一種特別的關係，可能是父子之間、母女之間、夫妻之間、袍澤之間、男女朋友之間、長官部屬之間，甚至於是陌生人之間。

舉例來說，羅密歐與朱麗葉的故事之所以感人，絕對不是因爲男、女主角長得絕世的俊美或漂亮，而是兩人之間至死不渝的愛情關係；美國在經過「九一一」的恐怖事件後，有許多人對紐約的消防隊員致上最高的敬意，我想絕對不是因爲他們長得帥或是比其他人更有錢，感動的原因來自於這些隊員和一群陌生人之間的特別關係，他們爲了搶救一些不認識的人而犧牲了自己寶貴的生命。

一個人和他生命的源頭，建立起正確的關係之後，死亡就不再成爲一道絕對的攔阻，此時人們便可以和身邊的人，藉著彼此饒恕、互相接納，重新恢復愛的關係，而這種關係的重建與恢復，才能帶來生命中最深刻的滿足與安息。

17. 他仍在說話

將殘的燈火，祂不吹滅

田先生，八十三歲，是一位退休教員。一九九四年罹患前列腺癌，接受過經尿道的前列腺刮除術。一九九六年癌細胞復發，因此他接受了兩側睪丸切除，以做爲對抗前列腺癌的荷爾蒙療法。一九九八年四月，癌細胞轉移到脊椎骨造成嚴重的疼痛，醫生又安排他接受腰椎的鈷六十照射。

一九九九年四月二十七日，田先生出現發高燒及意識不清的現象，家人立即將他送到本院的急診室，當時我正在內科急診輪值，經過了詳細的身體檢查以及抽血、驗尿、照X光，證實田先生是罹患了急性肺炎合併菌血症，因此安排他住院接受治療。

隔天早上查房時，田先生的意識已較爲清楚，但身體仍非常虛弱，一旁是他的女兒在照顧他。又過了幾天，原先的發燒已完全消退，田先生說話的聲音也恢復了。

藉著查房時的閒話家常，才知道原來田先生的故鄉遠在塞北察哈爾省，他在師範學校畢業之後，正逢日軍入侵，於是他投筆從戎，隨國軍轉戰各地。一九四九年跟隨國民政府來台灣，在上校職位退役之後轉任教職，擔任中學的國文老師。

老年時，他因著小學三年級的寶貝女兒在學校上書法課，怕寫不好被老師責備，於是向老爸爸求援；因著這個緣故，田先生重新提筆，不僅幫助女兒奠定了寫字的基礎，也從新恢復了年少所學的技藝。

田先生的書法獨樹一格，曾多次得獎並舉辦個展，與另外兩位書法家合稱爲「竹塹三友」。幾年前，他將作品義賣的所得拿來創設「金駝獎藝術基金會」，目的是鼓勵後進，傳承書法國粹。一九九七年曾當選「榮民模範」。一九九八年更以八二高齡榮獲青商總會所頒發的「全球中華文化藝術薪傳獎」的殊榮。

雖然有著這些豐富而精彩的過去，但現在的田先生卻像是風中殘燭；即使肺炎已經改善而人也清醒了，但是因著先前腰椎的病變使他已經無法下床，因此大、小便都要人服侍，再加上被癌症折磨多年，手腳都已經是骨瘦如柴。

像天使的歌聲

在查房時，田先生很少表示那裏有特別的不舒服，但是病房內的空氣中卻總是彌漫著一股缺乏生氣的感覺。每次在查完房之後，我總會認眞地思考究竟要如何幫助這樣一位病患。

或許他年事已高，人生該經歷的事也都走過一回了，因此生死早已看淡了，但是這樣一來又如何能渡過長長的每一天呢？

五月十日下午，我特地抽空再去田先生的病房，看見他正好睡醒，精神還不錯，於是我告訴躺在病床上的田先生說：「我要告訴你一個快樂的秘訣！」田先生看著我，眼神中有點疑惑，我猜他大概在想：「這樣一位年紀輕輕的人能有什麼秘訣告訴我！」於是我對他說：

「這個秘訣就是，不管你的年齡有多大，上帝都一直是愛你的！就像是世界上父母親對子女的愛，不管孩子多大了，父母親仍然疼愛他們。上帝不僅創造生命，祂更是親自差遣祂的獨生子『耶穌』來到這個到處充滿罪惡的世界上，為了贖回眾人所犯的罪而被釘死在十字架上，也就是說他一個人代替眾人受刑罰，因此我們的靈魂就不用再受到死亡的威脅，只要藉著相信耶穌，就能得到永遠的生命以及能夠跨越死亡的平安。」

田先生很仔細地聽了我說的話，我問他願不願意接受這份祝福？他點點頭，於是我拉著他的手，帶著他做了一個簡短的禱告。

隔天，有幾位教會的朋友來探望田先生，爲他唱詩歌，田先生一面聽一面閉起雙眼，當弟兄姐妹唱完之後，田先生突然開口說：「唱得眞好聽！像天使的歌聲」，臉上露出久已不見的燦爛笑容。

五月十二日早上，田先生在家人和教會弟兄姐妹的見證之下，由鄒昌富傳道爲他施行洗禮，當天他就學會了一首最喜歡的詩歌「我歡喜因我屬主耶穌」，他不僅喜歡唱，更要求大家讓他獨唱。病房內的氣氛有著奇妙的改變，亮亮的、暖暖的，像是窗外陽光照在身上的感覺。

一週之後，田先生在家人的扶持之下，順利地出院了。

日子如何，力量也必如何

又過了一個星期，我開車從桃園的健保局要回醫院，突然靈光乍現，難道田先生就是上帝所預備的人選嗎？我不禁想起了兩年前的事。

大約是在一九九七年的下半年，上帝透過一連串奇妙的安排，幫助我募集了新台幣一千萬元，要在省立新竹醫院成立一處專門收治癌症病患的腫瘤及安寧病房。當我將室外的空中花園和室內的公共空間都規劃妥當之後，剩下來的問題就是究竟要在病房走廊的牆面上掛些什麼，才是最好的裝飾。

原先想要置放某位知名畫家的水彩及油畫作品，但仔細一想，這些畫作，不管色彩用得再生動、人物畫得再逼眞、意境弄的再深遠，但對於一個即將面對生命終點的癌症病患而言，實在是沒有太大的幫助，頂多是解解悶而已。如果放置這些水準極高的畫作沒有太多意義，那麼要放什麼呢？其實當時我也沒有答案。

到了一九九八年四月，上帝在一場特別的聚會中向我啓示，神的話語才能安慰人心、啓發智慧並且歷久彌新。起初，我想要找一家廣告公司，用電腦刻字，將聖經中的話語弄出來，既簡單又快速，但是在與內人以及和幾位教會的弟兄姐妹討論之後，發現上帝不要用工匠來做出祂的話語，而是要用一位有生命力又認識神的人來做這件事。

沒錯，這是很完美的想法，但問題是這個人究竟在那裡？我完全不知道，因此經過了一段時日之後，也就將這件事漸漸忘記了。

田先生的出現使我想起了這段往事，心裏不禁很興奮地猜想，難道眼前這位老先生就是上帝早就預定要來寫聖經金句的人選嗎？於是我立刻驅車前往位於明湖路的田先生家。田先生雖然看起來精神還不錯，但仍舊只能躺在病床上，我很興奮地向他說明來意，並詳細地敘述了這件往事。

說完之後，田先生帶著歉意回答說：「我心裡是很想爲上帝做點什麼，但是兩隻手已經是瘦骨嶙峋，沒有力氣再運筆了，所以恐怕無法達成韋醫師的期望了。」

聽了這樣的回答，我並不氣餒，因爲我確信田先生是上帝親自挑的人選，否則那裡會這麼巧，讓我遇見一位書法家，罹患癌症，又信了耶穌，這一定是上帝奇妙的安排。於是我很堅定地向田先生說：

「雖然你的身體很虛弱，雙手也沒有力氣，但我相信如果上帝要你接受這份差事，祂必定會給你夠用的力量，因爲聖經上說『你的日子如何，力量也必如何』，只要你有願做的心，我們一起來禱告，求祂把特別的力量加給你！」

田先生點頭表示願意，於是我們一起做了禱告。幾天之後，家人帶著田先生回到門診，他的寶貝女兒很高興地向我表示：

「爸爸又重新拿起筆開始寫書法了，雖然剛開始時字寫的有點歪斜，但我們全家人都爲爸爸加油，幾天之後，他的功力已經恢復了七、八成，不僅如此，爸爸的雙手愈寫愈有力氣，精神也愈來愈好。」

得知這樣的訊息，眞是令人興奮，一方面爲田先生全家感到高興，一方面則對上帝奇妙的作爲讚嘆不已。就這樣在兩、三個月當中，老邁而體弱的田先生完成了二十餘幅聖經金句，上面寫著：

「你手若有行善的力量，不可推辭，就當向那應得的人施行」

「壓傷的蘆葦，祂不折斷；將殘的燈火，祂不吹滅」

「好施捨的，必得豐裕；滋潤人的，必得滋潤」

「凡事包容，凡事相信，凡事盼望，凡事忍耐，愛是永不止息」

「忘記背後，努力面前的，向著標竿直跑」

「你們願意人怎樣待你們，你們也要怎樣待人」

「各人不要單顧自己的事，也要顧別人的事」

「不可按著外貌待人」

「流淚撒種的，必歡呼收割」

「口吐真言，永遠堅立；舌說謊言，只存片時」

「與智慧人同行的，必得智慧；和愚昧人作伴的，必受虧損」

「一句話說得合宜，就如金蘋果在銀網中」

「寬恕人的過失便是自己的榮耀」

「喜樂的心乃是良藥，憂傷的靈使骨枯乾」

「恨能挑起爭端，愛能遮掩一切過錯」

「驕傲在敗壞之先，狂心在跌倒之前」

「與喜樂的人要同樂，與哀哭的人要同哭」

「窮乏人必不永久被忘，困苦人的指望必不永遠落空」

「遮掩自己罪過的，必不亨通；承認離棄罪過的，必蒙憐恤」

「子孫為老人的冠冕，父親是兒女的榮耀」

「人若賺得全世界，賠上自己的生命，有什麼益處呢？人還能拿什麼換生命呢？」

最後的願望

八月三日凌晨，田先生又因爲發燒及意識不清被送來本院的急診室，醫生判定是敗血性休克，必須住加護病房接受治療，但當時院內的加護病房已經滿床，因此建議家屬將病患轉至其他醫院。

田先生的家人急得六神無主，不知如何是好，慌亂之中找到一位院內的值班藥師，是田先生女兒的好友，央求她透過醫院的呼叫器系統找到我，當時已經是凌晨一點十五分。

我趕到急診室，發現田先生血壓下降、心跳極快、意識昏迷，以此種危急的狀況實在應該住加護病房，但家屬卻不願意離開本院，到一處完全陌生的環境，這可怎麼辦呢？此時我在心中向上帝禱告，請祂幫助我解決這個難題。

突然我想到田先生有可能是因前列腺癌造成尿液滯留引起細菌感染才造成休克，因此立刻爲他插上導尿管，只見大量帶著臭味的膿尿從導尿管中流出，我再給予足夠的靜脈輸液及抗生素，一個小時之後，田先生的生命徵象總算是回穩了，因此安排他再度住進一般病房接受治療。住院期間，我會診了泌尿外科的醫師，幫他處理了尿路狹窄的問題。

經過了這次危機，田先生的家人開始體認到終點似乎即將來到，因爲不管再怎麼說，田先生都已經是八十多歲的老人了，更何況還有癌細胞在侵蝕全身，因此他們便開始安排，想要讓田先生遺留在大陸山西省的一兒一女能來台灣探親，完成老先生最後的願望。

十一月下旬，田先生再度因爲肺炎而住院，雖然我給了適當的抗生素而肺炎也控制住了，但田先生的身體狀況卻一天不如一天。

到了十二月上旬，田先生常常問他女兒：「大陸的兒女什麼時候會到？」問了幾次之後，我自己也很納悶，不是辦了幾個月了嗎？怎麼還沒有消息呢？後來才知道大陸的公文旅行是超慢的，從中央到省、從省到縣、再從縣轉到個人，每一關都有許多不確定的因素可能耽擱。

我已經復活了

日子一天一天過去，田先生的身體愈來愈差，我也開始緊張起來，深怕老先生的最後願望無法達成。十七日下午三點，田先生已經陷入半昏迷的狀態，血液中的氧氣濃度只有正常人的六、七成，呼吸型態也變得不規則，似乎隨時會停止。

如果按著一般的醫學常規，我應該替他做氣管插管，然後送進加護病房用呼吸器治療，或許還可以撐一段時間，但家人實在是不願意再看到老先生承受更多的折磨，因此並沒有如此做。

下午六點左右，田先生在大陸的子女已經飛抵桃園中正機場，正準備通關，家人不斷地把這些消息，用手機講給已陷入昏迷的田先生聽，希望他能再加點油，再撐一會兒。病房內除了田先生在台灣的親人，還有教會的黃成業牧師和幾位弟兄姐妹不住地為田先生禱告，求上帝能完成老先生的心願。

很奇妙的，田先生的呼吸又變得較為平穩了。七點三十分，孩子們都到齊了，心電圖監視器的心跳圖形突然變成一直線，孩子們急聲呼喚這位老爸爸，奇怪的是，原先已經停止的心臟竟又恢復跳動，彷彿不忍立即離去，如此前後幾次，田先生的心跳才完全停止，回到上帝的懷抱中。

隔年的元月八日，家人在教會為田先生舉行了隆重的追思禮拜。典禮中，大家為他覆蓋國旗和黨旗，教會的弟兄姐妹唱著田先生生前最喜歡的一首詩歌「我歡喜因我屬主耶穌」。典禮過後幾天，有一天晚上，田家接到田先生的好友來電說夢見田先生，臉色紅潤，神情興奮地告訴他說「我已經復活了」，隨即有一道極白又強的光將他接升天。這一席話帶給田先生的家人極大的安慰，使他們相信上帝的應許不會落空。

一九九九年十二月二十五日，腫瘤及安寧病房正式啓用，我將田先生所寫的聖經金句一一地掛在病房的牆面上，再一次回想起上帝奇妙的安排，心中湧起無限的讚嘆與佩服。

後記：

二〇〇〇年四月，病房內住進了一位四十一歲的吳姓女病人，罹患末期卵巢癌合併脊椎轉移及半身癱瘓，剛從美國回來，準備在台灣渡過最後的歲月。

住了幾天之後，原先肉體上的不舒服已經有明顯的改善，於是我鼓勵她坐輪椅離開房間，到外面的磐石園看一看，順便欣賞一下掛在走廊的金句，沒想到她竟然回答我說：「那些話我一住進病房當天就看過了。」我好奇地問她有沒有什麼心得，她說：

「我一進病房就看見『人若賺得全世界，賠上自己的生命，有什麼益處呢？人還能拿什麼換生命呢？』這句話好像就是說給我聽的，如果十年前我就能讀到這句話，或許今天就不會落入這樣的景況了。」

原來吳小姐一心想賺更多的錢，覺得在台灣賺錢太慢，因此在十年前一個人在美國跳機，努力打拼，幾年之後竟成爲一位生活商品的大盤商，手下有數十人爲她工作。

不料一九九九年罹患卵巢癌，經過手術之後癌細胞又復發，打了幾次化學治療也沒有效，隨後更因爲腰椎的轉移而造成下半身癱瘓，於是美國的醫師建議她不要再試化療，考慮接受安寧照顧。

生病的期間，公司的業務一落千丈，最後竟以宣告倒閉收場。於是她萬念俱灰，一個人在美國無親無戚也沒有結婚，因此決定回來台灣，準備落葉歸根。

聽了這樣的故事，我一方面為吳小姐感到婉惜，因為她將一生之中最精華的歲月，拿來追逐金錢，最後卻一場空。

另一方面我也覺得很驚訝！因為田先生所寫的書法，竟然跨越時空地點醒了一位他完全不認識的人，好像田先生仍然在說話一般。

雖然沒能來得及在十年前就讓吳小姐明白這個眞理，但在生命即將結束之前，能有一次眞實的反省與回顧也是很有價值的。我不禁想到聖經在【希伯來書】裡的一段記載：

「他雖然死了，卻因著信心仍舊說話」。

Part 5
愛是永不止息

凡事包容，凡事相信，

凡事盼望，凡事忍耐。

愛是永不止息。

【歌林多前書】十三．7-8

18.走出流淚谷

盼望再相會

三月十八日清晨五時四十一分，代憲安息主懷了，回到他慈愛的天父身邊，享受永遠的健康與平安。

到現在我還是無法接受他已經睡了的事實，這告訴我往後的日子裡，我將一個人過，不再有一個強壯的臂膀讓我依靠。我悲！我慟！我不忍！

回首二年來陪他走過的抗癌日子，心中除了心酸、不忍外還有太多太多的爲什麼？？爲什麼如此善良、如此謙卑，且孝順父母、愛護妻小的一個好男孩，會在受盡病魔摧殘後離開愛他的家人與朋友。

在我踏入病房的那一刻，我便知道我最軟弱、最害怕的那一刻終於是要來了，不管我再怎麼逃、再怎麼躲，這一刻終將會來到，他還是要離開我了。

病床上的代憲已拔除身上所有的管子，微溫的身體和幾乎停止的心跳，我知道他在等我的到來，可是我到了他卻已經開不了口了，我面對的是一張慘白的臉，我怎能相信曾經答應過要照顧我一輩子的男人，如今卻已經離開我到另一個世界去了。

他走了，離開了一身的病痛，也離開了最愛他的一家人，和最依賴他的我。曾經我要求他一定要撐住不可以離開我，我會受不了這種生離死別的痛楚，他答應我會盡力會加油。

儘管病痛一天天加深，他還是硬撐著，我知道他很痛苦急於想解脫這一身的病痛，又不肯放棄離開我們的心情，我自私的要求他一天過一天至少還可以讓我擁有他，看見他，和他說說話，但他終於還是撐不住了，要離開愛他的一家人，也離開了深愛著他的我，這種痛澈心扉的感覺他可知道？

我還是很難接受他已不在的事實，活在現實與虛幻的空間裡，試圖想要尋找他的影子，我不相信他就這樣消失了，當我以未亡人的身分辦理他所有身後事宜時，他知道我的心在淌血嗎？我不曉得這悲慟的心情要跟隨我多久。

但我答應過他，在他離開後，要重新振作起來快樂過日子，我也會盡力去做到，包括扶養他唯一的血脈，雖然他才三歲，不懂爸爸爲什麼要離開他，但在他成長的過程中，我不會讓他有失去父親的遺憾，我會讓弟弟知道，他有一個很愛他的爸爸，只是生病了很痛苦，只好先回天父上帝的身邊，有一天我們都會再相聚，再讓爸爸告訴他他有多愛他、多捨不得離開他，到那時候我們便永遠不會再分開了。

我也爲他叩謝過父母親的養育之恩，我知道這是他最後的心願，奈何病情已重到無法下床跪叩。我請他放心，他已經健康了，不需要再化療，不需再打針，更不需再做一切令他害怕的治療了，他身上的癌細胞都死了，雖然他也走了，但回到慈愛的上帝天父身邊，他已得到想要的健康，祂將賜他永遠的生命。

這段抗癌的日子過得很辛苦，身心靈都苦不堪言，我心疼代憲的堅強與勇敢，所有的疼痛都在代憲身上，爲了不讓我們擔心，他總是強忍僞裝，笑說沒問題我會撐過去的，從一九九九年三月開刀，便展開一連串的治療，這是個苦難的開始。

二〇〇〇年七月再復發時，便轉往台北做我們原以爲有希望的療程，這些日子最辛苦也最難熬，尤其是在等待報告時的心情，就如同一個犯罪的人在等待宣判般的慌亂，我倆都是懷著一顆忐忑不安的心進入診間，他笑著拉住我的手，我知道他要我堅強的去面對該會發生的事，我們彼此安慰著不會有事的啦！只是此時的我因緊張害怕早已四肢冰涼身體微微顫抖，我告訴自己那怕是百分之一的機會，只要有一點的希望我便不會放棄，我不會有任何的機會讓他離開我，我把這段療程當度假，每一次的假期結束後我都希望他的身體能輕鬆，他的心靈能寧靜。

但每一次的療程結束後，他的疼痛不減反增，他的心靈更加的沮喪與失望，我也好無助，好無助，再也沒有勇氣再進入醫院，在那裡他的雙手因注射化療沒有一條血管是可以用的，只要看見護士小姐進來找血管打針，他便皺緊眉頭，我只能握緊他另一手希望能給他一點的力量，只要進入醫院大廳他便想嘔吐，進入病房後更是嚴重，台北原先是我們的寄望，到最後我們卻是絕望的離開。

二〇〇一年二月結束在台北的所有療程。在他心裡也因覺得自己是被放棄的病人而失志，我心好痛、好痛。二月十四日從台北接他回到家中不到一刻鐘，他便因疼痛難耐而再度轉診到署立新竹醫院，住進安寧病房中，在那裡因藥物的控制，他睡得如此的甘甜，這是近十個月以來我不曾看見的睡容。

在那裡，我們遇到了一群慈愛且善良的醫生與護士小姐，和一群令人感動的陌生人，在醫院裡特別感謝韋醫師，上帝透過他讓我們找到方向，不管相聚的時刻還有多久，不要留下任何的遺憾。還有護士彩鳳小姐不時的關懷與安慰，更感謝新竹基督教浸信會所有弟兄姐妹們的慰問與關懷。

聽著這群可愛且慈悲的陌生人爲代憲禱告，爲代憲唱詩歌，爲代憲落淚，代憲的心平靜了，他感念這群可敬的陌生人爲他的付出，是什麼樣的力量引導著他們，上帝的慈悲在他們身上顯露無遺。

二〇〇一年三月十日是一個特別的日子，我和代憲在病房受洗成爲基督徒，我們很高興找到了一條可以再團圓相聚且永不分離的道路，我們的心中有了上帝便有了平安與喜樂，也有了希望與寄託，雖然在地上的生命結束了，但未來的相聚卻可永不分離，再也沒有悲傷與淚水。

三月十八日清晨他還是敵不過病魔，離開了我們，在他離開後，我控制不住心中的悲慟，我不忍他在受盡折磨後辭世，留下我們孤兒寡母獨自面對往後的人生，我狂哭狂喊，再也喚不回他，我慌亂與茫然，根本不知如何止住我的悲傷止住我的淚水。

夜裡在慌亂的心情下，我翻開了厚重的聖經，原本沒有寄望能在聖經裡得到什麼慰藉，因爲我知道對我來講它是如此的深奥難懂，但就在這麼隨手一翻，我看見上帝要告訴我的話，是如此的簡單易懂，祂告訴我：

「我兒，對死者，你應流淚痛哭，有如受重罪的人開始痛哭，你要按死者的身份追悼一天或二天，以後便要節哀；因為悲傷令人早死且衰敗人的體力，心中憂苦使人精神頹唐。出殯以後不要再哀痛，悲傷的生活是難以忍受的。不要任憑你的心憂悶，要驅散憂悶，記得你的結局。不要忘記死者不能再回來了；你這樣悲傷為你沒有好處，對你自己有害。死者好像對你說：『你當記得我的命運，因為你的命運將來也是如此：昨天是我，今天是你。』死者既已長眠，憂苦的懷念即應停止；他既然斷了氣，你便該因他而感到安慰。」

多麼震撼我的一段文字，上帝透過聖經告訴我，是的我該感到安慰，因爲他所有的苦難都結束了，現在代憲在慈愛的上帝天父面前，享受著平安與喜樂，且擁有永恆的生命。只是我忘不了陪他走過的辛酸路，每每想起便淚流不止，但我會努力讓自己儘快恢復昔日的生活，上帝在我心裡，祂會治癒我的傷慟，讓我走出悲傷。

雖然現在我並不明白上帝如此的安排，但相信祂也安排好我往後的人生，在未來的人生舞台上我會盡力扮演好自己的角色，期待他日下台時，我也能沒有任何的遺憾。

感謝上帝，感謝在我身邊的一群親朋好友，在我最軟弱、最痛苦的時候適時地出現在我的左右，給我安慰，給我力量，讓我不致慌亂了腳步，謝謝大家，願代憲在天之靈能安息。

阿門！

淑君　二〇〇一年三月三十一日

為我最敬愛的丈夫代憲　追思告別

沒有英雄的戰場

面對著一位只有三十三歲，但卻即將面臨死亡的病患，究竟有沒有什麼話可以用來安慰他？同樣地，對於這位垂死患者的年輕妻子而言，究竟有沒有任何言語可以帶來安慰？

身為一位穿著白袍的醫者，當病人的病情還在早期或中期時，他可以抬頭挺胸地站在病患和家屬面前，侃侃而談許多的治療計劃和方向，分析各種臨床試驗的利弊得失，希望能控制或挽回病情……

這樣的場景是比較令人自在的，因爲醫者扮演著無所不知、無所不能，並且能夠戰勝死亡的角色，而病患和家屬則從醫者的言談之中，彷彿能得到一種能夠掌握未來的保障。

無奈地，這種令大家都覺得很自在的場景，卻會被逐步逼進的死亡破壞殆盡。當一位醫者發現他再也拿不出任何武器來幫助病患對抗死亡時，心中的壓力與挫折感是超乎一般人能夠想像的。

首先，醫生會覺得自己彷彿是個失敗者，因爲打從醫學院受教育開始，就不斷地被灌輸一種理念，那就是「醫師的職責就是要幫助病人對抗或戰勝死亡，因此社會上才會到處流傳著「回春妙手」、「恩同再造」、「華陀再世」等等頌詞。

當死亡靠近時，醫者在心理上便會遭受到極大的挫折，因爲已經無法幫助病患戰勝死亡。有些醫生在情感上無法接受這樣的挫敗，因此在理智上會告訴病家：「還可以開更大的手術，雖然危險性很高；還可以嘗試更強的化學藥物，雖然副作用很大……」

當家屬聽到這樣的說詞之後，只要稍加思考，通常就會打退堂鼓了。如此一來，醫者仍然能夠維持不敗的自我形象，因爲失敗的是病人及家屬。這怎麼說呢？因爲是病人的體能狀況不夠好，所以不能承受更偉大的手術；因爲是家屬的勇氣不夠多，所以不敢讓病人再接受更強的治療，所以病人和家屬是失敗者，因爲不是我不能治療他，而是他不敢接受我的治療，因此醫者仍然能夠扮演對抗並戰勝死亡的英雄角色。

你我都沒有答案

另一個壓力是來自於病患和家屬，因爲此時的醫者根本不知道該如何面對那些原來對他寄予厚望、如大旱之望雲霓的病家。這種來自病患和家屬的期盼眼神，我相信任何一位醫者都不會陌生的，可是醫者眞的不知道該怎麼面對這群人，因爲他沒有辦法在這群人面前承認「我已經沒有辦法了」，因爲原先像是扮演上帝一樣全能的角色，而且這樣的角色已經帶給病家極大的認同，卻在下一分鐘要說出這樣的話，實在是太困窘了，因此大多數的醫者便選擇一種逃避的方式。

醫生不願直接面對病患本人，因爲光是一個眼神就會令醫生不自在，於是醫者便私底下告訴家屬「病人已經來日無多，可以把他、她帶回家去，以便就近照顧，不需要再這樣奔波勞頓」，明理的家屬聽了這樣的話，多半會配合醫生的明示，在病患本人不知道醫生說了什麼的情形之下，將病人帶離開醫院。此時的醫者便鬆了一口氣，因爲不用再面對病患那種期盼的眼光。當然，另一種方式就是將病人轉介到安寧病房，其實出發點都差不多，反正不用再讓自己陷入那種窘境。在這種時候，如果病人的意識已經昏迷，那就沒問題；如果不幸地病人的意識還算清醒，那麼通常就會有一種被「放棄、拋棄」的感受，因爲原先視病猶親、每天噓寒問暖的醫生竟然不願意再照顧我，這不是放棄，那又是什麼？

其實這種負面的感受大可不必如此解讀，因爲眞正的原因是醫者本身也無法處理這種窘境，因此選擇逃避。病家其實不要再苛責醫者，這就像是在隨堂考試時，一位原先成績很優秀的同學坐在旁邊，你有一題不會寫，向他求援，而碰巧他也不會，此時的你也不要太生氣，因爲就算你臭罵他一場，或是狠狠地打他一頓，他還是沒辦法幫你呀！就算了吧，只好承認兩個人都沒有答案。

醫者的職責

其實要避免上述這些令人非常不自在的情形並不難，只要重新定位一位醫者的職責即可。如果醫者的任務是對抗並戰勝死亡，那麼古今中外，除了記載在聖經之中「耶穌」死後三日復活的事之外，有那一位偉大的醫者成功過嗎？又有哪一位病人成功過嗎？如果大家都沒有成功、大家都失敗，那麼還要醫生做什麼呢？因此這樣的觀念是不恰當的。正確的思考模式是「醫者的職責不是為了要戰勝死亡，而是要盡力地幫助病患緩解其痛苦」。

從這樣的眼光來看，一位胸腔外科醫師將病人肺臟內直徑一公分的肺癌，做根治性的切除手術使病患不再擔心受怕；一位實習醫師對患了重感冒發高燒的病人打一劑退燒針，使病患不再因高熱而不舒服；一位護士戴著手套將長期臥床病人硬如石頭的大便挖出來，使病患不再腹脹難受；一位腫瘤科醫師給垂死的癌末病人施打一支止痛針，使病患能度過下一個小時；一位急診室醫師爲突發性心室心律不整的病人執行電擊，以恢復正常的心律；一位社會工作人員替孤苦無依低收入的中風病人找到一處安養中心，使病患不至於無家可歸；一位志工媽媽花了一個上午，聆聽患了絕症的年輕病人吐露積壓已久的悲傷、忿怒、懊惱等心情，使病患感受到被接納、同理的安慰；其價值都是一樣的，都是幫助病人緩解身、心、靈的痛苦，至於病人能活多久，那根本就不是一位醫者有能力過問或應該過問的事，那是屬於上帝所掌握的事。

如果一位醫者能認同這樣的思考模式，不要試圖去扮演無所不知、無所不能、戰勝死亡的角色，那麼前述的挫折感與壓力就會大大地減輕，也不用到最後必須慌張地逃離病人深切期盼的眼光，病人也不會因爲被「放棄」而感到忿忿不平。

永不離棄的應許

許先生在二月十四日住進腫瘤及安寧病房，當時已經是病入膏肓，我儘速地使用多種方法使他的疼痛能夠緩解。幾天之後，逐漸對他有所認識。家住竹北，有父母親同住，結婚沒幾年，有一個三歲的兒子。許太太經常在病房陪伴他，不過彼此之間好像有很多話開不了口。

有一天下午，許太太來護理站找我，名義上是想要詢問先生的病況，但是我一眼就讀出了她心中的困惑，因此邀請她到同心園的沙發上坐下，接著許太太就在淚眼模糊中，將他們之前就醫過程的點點滴滴說出來。她表示完全不知道要如何去面對丈夫即將死亡的事實，雖然台北的醫生不只一次告訴她要有「心理準備」，但是她完全不知道什麼叫心理準備，更不知道要從何準備起；更痛苦的是她根本不敢讓先生知道她的害怕與恐懼，惟恐會更加重先生心裡的壓力。

當許太太的淚水和啜泣逐漸止住時，我告訴她：

「人生像是一段旅程，而人就像是個旅客，旅程有長有短，人生的境遇有高有低，但旅程終究有結束的一天。當旅程結束時，就是要回家的時候了，如果不知道家在哪裡，那麼心裡的慌張與恐懼就不是用言語所能形容了。」

「人的生命來自於上帝的創造，最後也應該要回到天上的家，這條回家的路不是人靠著自己的努力或修行就可以找到。慈愛的天父深知人的軟弱與有限，祂愛世上每個人，因此差遣祂的獨生子耶穌降世，替世人背負了所有的罪惡而被釘死在十字架上，完成了上帝對罪惡的刑罰，因此每個人只要藉著悔改認罪、信靠耶穌、接受祂的救贖，就能找到一條能夠突破死亡、通往天家的路，因此聖經上記載著耶穌曾說：『我就是道路、真理、生命，若不藉著我，沒有人能到天父那裡去』。不僅如此，顧名思義『家』是團聚的地方，如果你和先生都回到同一個家，那麼你們不僅仍舊是夫妻，而且更可以永不分離。」

聽到這裡，許太太的眼中露出了一絲亮光，我邀請她做了願意相信耶穌的禱告。禱告之後，許太太表示總算鬆了一口氣，但是她又開始擔心先生的頭腦很固執，聽不進這樣的話，於是我說：「不管有什麼困難，我們都可以用禱告向天父祈求，就像是兒女可以向父親求援。」於是我們一起禱告，求上帝賜下一顆柔軟的心給許先生，讓他也能得到這樣的祝福。

隔天下午，我來到許先生的病床旁，仔細地告訴他「神愛世人」的眞理，並且邀請他也能和太太一樣，得到天父的祝福，沒想到許先生立刻就表示願意，於是我拉著他們夫妻的手，一起向上帝做禱告，求祂赦免一切的罪惡，接納他們夫妻成爲上帝家中的一員。

三月十日，他們夫妻在浸信會黃成業牧師和幾位弟兄姊妹的見證之下，同時受洗成爲基督徒，取得了天父所應許，在天國團聚並且永不分離的保證。

許先生過世之後，大家爲他在教會舉行了追思禮拜，我也應邀參加。在典禮中，上帝賜給我特別的感動，要我告訴許先生家人一件特別的事，那就是他們所摯愛的代憲被上帝接走是在星期日，而且是在天剛亮的時候，這是一個很特別的時間，因爲主耶穌死後三天，就是在這個時候復活的。

上帝透過我，清楚地告訴他們一家人，許先生已經突破了上帝所命定罪惡的結局「死亡」，進入天家，享受天父所賜的永生。在追思禮拜中，許太太寫下了本文開頭的紀念文，表達她對丈夫難分難捨、盼望再相會的情愛。

我必不缺，且有餘

七個月之後，我收到一封許太太捎來的信，上面寫著：

韋醫師平安！

代憲離開我至今已七個多月，知道您很關心病人和家屬，想和您分享我這一路走來的心情……。

三月十八日是我這輩子最心痛的日子，永遠忘不了代憲最後身體的餘溫，我含淚送走了他，知道他已安息主懷，回到天父的身邊，知道他已得到他生前最渴望的健康。

話雖如此，但我還是釋懷不了他的離開，因爲我的心在他走後一直不平靜，我渴望有顆平安且不憂慮的心，雖然我和代憲一同受洗，成爲基督徒，但卻不知道如何從基督裡得到我想要的平安，於是我尋尋覓覓。

感謝主！如今我已得著，我的心裡有著主賜予的平安與希望，因爲祂不只一次告訴我，不要憂慮，不要心傷，聖經中神的話語，讓我受用滿滿，我向神禱告我的憂慮與負擔，相信神會爲我預備的，感謝主！

因爲我所經歷，所以我感負擔。每當我從媒體上看到有關癌症記事，總會再惹來一陣傷心與難過，起初我害怕進教會，因爲有回憶，因爲會哭泣，但逃避卻得不到平安，反而使生活更淪陷更無所寄託，所以我一直告訴自己，要堅強，不要怕面對，我的憂，主都知道也必爲我擔，我就是不斷的叩門不斷的禱告求主的引導，我從一個小信不快樂的人，到如今我因主而平安，我從詩歌中獲釋放，我從聖經中得解脫，我晨昏爲我的孩子和我所負擔而禱告，我憂心喪親的孩子，希望有一天也能爲主服事，爲有需要的人付出我的關愛。

全德目前已上幼稚園小班，越來越懂事了，他還是記得爸爸受傷在醫院，在生活中會常常提到爸爸，開始我聽而不答，因爲話出不了口。進幼稚園每天拿回的聯絡簿要家長簽名，有一天弟弟回家告訴我：老師說要爸爸媽媽簽名，可是我又找不到爸爸，怎麼叫爸爸簽名呢？話說完一臉的沮喪，我看了好心疼，告訴他：「弟弟乖，爸爸在上帝那裡會看見弟弟好棒的，媽媽有跟老師說，媽媽簽名就可以了。」弟弟聽完說好。

前些日子又跟媽媽說：「弟弟想爸爸要去找爸爸，媽媽帶我去醫院找爸爸。」我聽了更難過，對他說：「爸爸已經健康了，並沒有在醫院裡，你忘記媽媽說過爸爸在哪裡了嗎？」

他側頭想了一下說：「爸爸在上帝那裡，所以已經好了，可是，爲什麼沒有回家呢？」

一連串的問題我也只能求神的引導，讓我的心預備好，讓我知道如何帶領弟弟走在神的道路上。弟弟現在禱告更是有模有樣，我會帶著他禱告，所以他也學會，很可愛呢！

生活中有全德爲伴與神的引導，所以我必不缺，且有餘，「施比受更有福」這句話我在代憲走後體會最爲深刻，所以我掛心那些尚在流淚谷的大小朋友，希望他們有一天也能和我一樣，在神的引導之下，走出流淚谷。

謝謝韋醫師，並替我問候安寧病房所有可敬的醫護人員，也求神保守並堅固他們的心靈。

19.我相信、我盼望、我愛

我的故事

今天是一九九七年八月二十四日，我的名字叫作陳春梅，先生是林枝棟。我今年三十八歲，服務於新竹科學園區的世界先進公司。原先我有一個幸福美滿的家庭，有個對我很好的老公還有兩個活潑可愛的女兒。

就在去年年底，覺得右邊臉頰有腫塊，去了林口長庚醫院接受手術，才發現事態嚴重，我得了肝癌並且轉移到臉部，是末期了。我覺得好像晴天霹靂，在我人生發生了這麼大的變故，直到此時此刻我都不知道該怎麼去面對它。

在長庚住院差不多有一個月的時間，在我這麼年輕的生命裡頭，一切都正要起步，怎麼會發生這種事情，令我百思不解。出了院住家調養，我並沒有接受醫師針對肝臟方面的治療，我回頭去做中醫的診療，幾乎長達半年的時間，配合氣功，還有拔罐、按摩、放血，我不知道是不是這些東西加速我的病情惡化，直到今年七月我再去做檢查，發現腫瘤擴散得非常快速，此時此刻我所有的信心都被擊垮了。在一個月之內，我的身體迅速消瘦，爲了照顧上的方便，我來到了省立新竹醫院，也方便親友的照顧，此刻的我身心備受煎熬。

這期間我必須一提的，就是基督徒對我的奉獻及照顧是最大的，當然我也要說，還有許多同事及朋友對我無限的付出，這些都是我必須感激的。

就在這次住院的前幾天，我接受洗禮成為基督徒，使我的心裡能夠平靜，不再那麼慌張。離家時匆匆忙忙並沒有做任何準備，就住進了醫院。

到目前為止，我身體的狀況每況愈下，可是我還是要感激，感激上帝讓我生這場病，讓我更加認識祂；沒有這場病，我就沒有辦法停下來回顧我的生命；沒有這場病，我看不出來我先生對我的好；沒有這場病，我看不出來我的小孩對我的好。

或許這是命中註定，我不埋怨任何人，而且我必須感激天下的人。生命不在乎它的長短而在乎它的深度與內涵。

我知道我的長度已經不多了，但是我可以增加它的深度，我希望跟我有同樣遭遇的人能夠想開一點。

我知道上帝給我的非常多，而我也很幸運能得到上帝的厚愛；祂教我知道我的人生以及人生的無常、人生的無奈，讓我接受非常多的事實，因此我必須感激祂。

還有一位我最近才認識的，我的主治醫師韋醫師，他給我心靈上的治療，讓我非常的感激，還有許多醫院裡的醫護同仁，才到這幾天就給我這麼多的關懷，也是我必須感激的對象。

這卷錄音帶，我希望能夠化爲文字，在社工人員協助下，鼓舞更多的人，也希望給我的家庭帶來一些幫助。

人生的賽車場

人生像什麼？人生就像是一座巨大的賽車場，每個人都被指定要駕駛一部車子，當黑白相間的旗子開始揮動時，大家都加足油門往前衝，途中的路徑有彎有直，但沒有人在乎，因爲大家的目標都是想要超越另一位車手，最好是一馬當先，不過所有的車子，不管先後，最後都會通過原先的起點，然後再繼續往前開。

一個人從哇哇墜地那一刻起，就像是進入了這個賽車場，不管你願不願意，車子都得往前開，有人開得快，有人開得慢，但不管快慢，最後都會回到原先的起點。賽車場上的一圈就好像是人生當中的一年，車子的速度有快有慢，同樣地人生的際遇也有高有低，但不管如何，最後都是回到起點。

小時候覺得人生是充滿色彩與希望的，一心只想要快快長大，好享受人生；等到長大成人，才發現一切都不是那麼回事，一年一年過去，所增添的只是煩惱、皺紋與白髮。

在一成不變的賽車場中，究竟要繞幾圈才算夠？五十圈夠嗎？八十圈夠嗎？會有人認爲繞六十圈的車手一定比繞四十圈的車手更偉大嗎？因爲繞了半天，仍舊是回到原先的起點，誰又會比誰更偉大呢？

同樣地，人生究竟要活幾歲才算夠？五十歲夠嗎？八十歲夠嗎？活六十歲的人就比活四十歲的人更偉大嗎？一個人如果找不到活著的意義和生命的方向，那麼和封閉的賽車場中，一部部爭先恐後、但最後卻都回到原點的車子，實在沒有兩樣。

在追逐的過程中，車手們一心只想要超越前面的車子，完全無暇顧及道路兩旁的景致，就算風景再漂亮也沒用，因爲完全視而不見。

同樣地，在生活步調愈來愈快的現代社會，大家只專注於如何超越別人、如何賺更多金錢、如何爬上更高的位子、如何更有影響力、如何比別人漂亮、如何使自己的子女比別人更優秀，對於更寶貴的親情與友情，同樣是視而不見，當然更無暇顧及要如何找出生命存在的意義及方向。

有一天，賽車場上的車子突然拋錨了，被拖回修理站檢修，車手也順便取下面罩、喝口水、透透氣、看看風景。

同樣地，一個人也必須生一場夠嚴重的病，或是發生一次極大的變故時，才能在快速競逐的人生旅程中，停下來，歇歇腳，就像是這位陳女士所述「沒有這場病，我就沒有辦法停下來回顧我的生命」。

不過在這段極爲寶貴的暫停、休息之中，有的車手一心仍想著要儘快加入衝刺的行列，不斷地催促正在修理車子的工作人員，「趕快、趕快」，因此水也不用喝了、氣也不用透了、風景也不用看了，等到工作人員一完成，就立刻跳上車，繼續一場沒有出路的賽事。

同樣地，有人生了一場大病，卻沒有想到這是對過去的人生做一次深刻反省與回顧的大好時機，反而要求醫生要用最強的藥物、最快速的治療方法來治療他，或是迷失在坊間各種誇大療效的另類治療之中，好讓他能快速地回到人生的賽車場，繼續繞圈子。

大多數的人在回顧人生時，通常心中都會有許多的怨氣，爲什麼沒有生在更富有的家庭？爲什麼頭腦沒有比別人聰明？爲什麼考試的運氣沒有別人好？爲什麼自己不是俊男美女？爲什麼老闆沒有看出我是一匹千里馬？爲什麼配偶不是另一位更完美的對象？爲什麼不能賺取更多財富？爲什麼子女不能成龍似鳳？爲什麼不能長命百歲？

無憾地畫下句點

由於陳女士在住院前，已經受洗成爲基督徒，因此讓我得以從上帝的角度來幫助她回顧一生。

出生在正常的家庭、有健全的四肢、聰明的頭腦、耳聰目明、說話清楚、能讀完大學、遇見上帝所預備的另一半、有正常的生育能力、兩個女兒沒有任何先天異常……，這些都不是她自己所能決定的，因爲有許多人的人生並不是如此，也就是說這一切並不是理所當然的。

更重要的是上帝保守她從在媽媽的肚子裡、經過危險的生產過程、長大成人，一直到現在足足有三十八年的時間，中間沒有發生重大的危難或意外，在她生病後期最軟弱的時刻，還預備了許多位基督徒朋友在她身邊，幫助她認識這一位一路走來始終愛她如一的天父；不僅如此，還藉著洗禮，赦免她一切的過犯，並且要將一個永遠的生命賜給她。

這樣的回顧，所看到的是上帝環環相扣、巧妙安排的層層祝福，不僅讓她生出了一顆懂得感恩的心，更令她身旁的每一個人，包括家人、朋友、親戚及醫護人員，都覺得很放心、很平安。

由於生病的緣故，陳女士變得非常消瘦，全身發黃，腹部腫脹，身體的形象有很大的改變。在住院期間，她的兩個寶貝女兒，一個六歲，一個四歲，都來過醫院。大女兒比較懂事，知道媽媽生病了，所以並不排斥和媽媽接近。四歲的小女兒看著媽媽完全變了一個樣子，小小的心靈無法明白究竟是怎麼一回事，因此不太願意再靠近媽媽，這眞是個難題。

還好那時候醫院裡，有一位熱心而又有經驗的社工師洪嫻玲小姐，她看出這一對母女之間的問題，因此她先帶著小妹妹離開病房，到社會服務室的辦公室裡面遊玩，先拉近她和小妹妹之間的距離。

辦公室裡面有一座魚缸，裡面養著許多隻美麗的金魚，洪小姐突然靈機一動，帶著小妹妹觀賞魚缸，告訴她裡面有許多許多美麗的魚兒，小妹妹看得很入神，在這個時候，洪小姐順口問小妹妹：

「那一隻是妹妹魚？」

小妹妹用手指了一隻小小的金魚，洪小姐接著問：

「那爸爸魚在那裡？」

小妹妹指了一隻較大的魚，洪小姐又問：

「那媽媽魚在那裡呢？」

小妹妹又指了另一隻金魚，最後洪小姐告訴小妹妹說：

「如果有一天，媽媽魚不見了，小妹妹魚的身邊還是會有許多的魚兒陪伴，小妹妹魚不會孤單也不會害怕，對不對？」

小妹妹用童稚的聲音回答說：

「對呀！」

接著，洪小姐又帶小妹妹到醫院的大廳，正好看到在藥局的發藥櫃檯上有一盆插的很漂亮的鮮花，她把小妹妹抱起來欣賞美麗的花並問說：

「花漂不漂亮？」

小妹妹說：

「漂亮」，她再問小妹妹說：

「你選一朵最漂亮的花，然後我們一起拿去送給媽咪好不好？」

小妹妹笑著回答說：「好呀！」

洪小姐徵得了藥局同仁的同意，摘下了一朵小妹妹最喜歡的花，兩個人回到陳女士的病房，小妹妹拿著那朵花，高高興興地送給媽媽。

雖然我沒有親眼目睹這一幕，但光憑想像，都覺得很溫馨、很感人。洪小姐實在是做了一件很美的事，使這對母女能夠打破身體形象的障礙，再一次進入愛的關係。

在中國人的傳統觀念中，很少把小孩子對於生離死別的感受，當做是一件重要的事。其實如果處理不當，很容易在孩子的心靈中留下難以彌補的遺憾。當父母生了病，身體的樣子也隨之改變，特別是台灣最近有越來越多的頭頸癌病患，病到最後連基本的五官容貌都被出血、化膿、帶著惡臭的腫瘤所扭曲，看到這樣的場面，有些孩子會認爲爸媽已經不是原來的爸媽，有些孩子會認爲爸媽已經變成魔鬼或是被魔鬼附身控制，有些則會認爲一定是自己不乖、不聽話、考試成績不好，爸媽才會生病，因此深深自責。當父母過世之後，有些孩子會認爲爸媽是被魔鬼抓走了。這些奇奇怪怪的念頭如果不加以澄清，一定會嚴重影響孩子未來人格的正常發展。

因此我們應該把握時間，讓父母親和子女能夠有坦誠溝通的機會，讓即將離開人世的父母親，親口告訴孩子們，父母親仍然深愛他們，只是因爲生病的緣故，不得已才會離開。這樣的承諾，帶著堅定的愛，可以幫助子女健康地繼續往前走。否則在這股「哈利波特」所向披靡的風潮中，還沒有分辨能力的孩子可能受到巨大的影響。

陳女士住進本院到生命結束只有短短的六天，甚至於意識清醒的時間只有四天，但是卻做成了許多重要的事。在她最後彌留之際，經由先生及家人的協助，陳女士的母親（剛在台北動完腹腔大手術，暫時無法行動）透過長途電話，和陳女士傾訴母女之情，使她終於能夠生死兩無憾地畫下人生的句點。

道路、真理、生命

四個月之後，我寫了一封信給陳女士的先生：

林課長：

你還記得嗎？我是省新的韋至信醫師，在這幾天的禱告當中，上帝多次提醒我要特別記念你，因此我提筆寫這封信表達對您的關心。

春梅過世至今，已經有四個多月，在這段日子裡，您必定有許多的傷痛，因爲必須和最親愛的人分離。您也必定有許多的勞苦，因爲養兒育女的重責大任必須由您一肩承擔。在這些勞苦傷痛中，有一件事能帶給我們極大的安慰，那就是春梅已經息了地上的勞苦，回到天父的懷抱，進入上帝所賜的永生。這不僅僅是我們一廂情願的想法而已，它是確實的，因爲聖經在約翰福音上寫著：「神愛世人，甚至將祂的獨生子賜給他們，叫一切信祂的。不至滅亡，反得永生；因為神差祂的兒子降世，不是要定世人的罪，乃是要叫世人因他得救」。如果人死如燈滅，那麼我們眞的不知道爲什麼要活著，那麼辛苦地活著，人生也變得毫無意義。

感謝天父，祂差來了耶穌基督，在兩千年前降生，雖然被邪惡的人釘死在十字架上，但是祂卻在三天後復活了，這些都是眞實的歷史事件。他的復活，宣告的是能夠突破死亡的宿命，使我們的生命有盼望，因爲他說：「凡接待他的，就是信他名的人，他就賜他們權柄，作神的兒女」，因爲他戰勝了死亡，所以他可以很有把握地說：「在世上，你們有苦難，但你們可以放心，我已經勝了世界」，這是多麼有力的宣告呀！

您的勞苦，上帝都看見了，所以祂在馬太福音中要告訴你：「凡勞苦擔重擔的人，可以到我這裏來，我就使你們得安息」，又在彼得前書要告訴你：「你們要將一切的憂慮卸給神，因為祂顧念你們。」

上帝在二年前帶領我來到新竹，並且在今年八月認識了你和春梅，我相信其中必定有美好的旨意，因為聖經上說：「我們曉得萬事都互相效力，叫愛神的人得益處。」雖然我們還活在地上，但是我相信已經在神永生懷抱中的春梅，必定衷心期盼您和其他家人也都能得到同樣的祝福。這是可能的，因為經上記著說：「當信主耶穌，你和你一家都必得救。」

在一九九七年十一月，上帝帶領我回到教會，是在北大路的浸信會。前幾天和一位在世界先進公司服務的教會弟兄聊天，才使我想起這不就是春梅舉行追思禮拜的地點嗎！多麼奇妙呀！

如果您想要對上帝和耶穌基督有多一點的認識，心裡也盼望一家人未來能在天家中團聚，您可以在每個週日早上十點來教會，和我們一起認識那讓我們活著有盼望的道，因為耶穌曾說：「我就是道路、真理、生命」。（您的寶貝女兒都可以一起來，因爲教會中有很好的主日學老師，會照顧她們，您不必擔心）

省新　韋至信醫師敬上

國家圖書館出版品預行編目資料

醫生也醫死 ／ 韋至信著· -- 第一版. -- 臺北市：
文經社，2003（民92）
面；　公分. --（文經文庫；196）
ISBN 957-663-372-9（平裝）

1. 癌—通俗作品

415.271　　92002000

文經社　文經社網址 http://www.cosmax.com.tw/
www.facebook.com/cosmax.co 或「博客來網路書店」查詢文經社。

文經文庫 196
醫生也醫死

著 作 人— 韋至信
發 行 人— 趙元美
社　　長— 吳榮斌
主　　編— 管仁健
美術設計— 王小明
出 版 者— 文經出版社有限公司
登 記 證— 新聞局局版台業字第2424號

＜總社・編輯部＞：
社　　址— 10485 台北市建國北路二段66號11樓之一（文經大樓）
電　　話—（02）2517-6688（代表號）
傳　　真—（02）2515-3368
E-mail — cosmax.pub@msa.hinet.net

＜業務部＞：
地　　址— 24158 新北市三重區光復路一段61巷27號11樓A（鴻運大樓）
電　　話—（02）2278-3158・2278-2563
傳　　真—（02）2278-3168

郵撥帳號— 05088806文經出版社有限公司
新加坡總代理— Novum Organum Publishing House Pte Ltd.　TEL:65-6462-6141
馬來西亞總代理— Novum Organum Publishing House (M) Sdn. Bhd.　TEL:603-9179-6333
印 刷 所— 松霖彩色印刷事業有限公司
法律顧問— 鄭玉燦律師（02）2915-5229
發 行 日— 2003 年 3 月 第一版 第 1 刷
　　　　　2014 年 1 月　　　　第 9 刷

定價／新台幣 200 元
Printed in Taiwan

文經社

文經社